总主编 方剑乔

浙江中医临床名家 高镇五

林咸明 主编

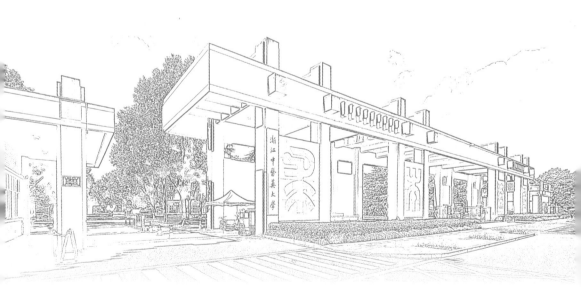

科学出版社

北京

内 容 简 介

本书是"浙江中医临床名家"丛书之一，介绍了浙江中医针灸名家高镇五。高镇五教授是全国针灸学会第一届委员会委员，浙江中医药大学首批针灸硕士生导师，浙江中医药大学针灸系首任系主任、专业负责人。本书共分六章：中医萌芽、名师指引、声名鹊起、高超医术、学术成就、桃李天下。重点介绍了高镇五教授从师承家传、勤学钻研、针灸临证、潜心教学到成为一代针灸名家的名老中医之路，全书涉及高镇五教授治疗高血压头痛、心绞痛、频发室性期前收缩、窦性心动过缓、坐骨神经痛、急性脊髓炎、中风后遗症偏瘫、支气管扩张咯血等各类常见病症及疑难病的中医针灸治验，结合具体案例展现高镇五教授的中医针灸临证思想及学术成就。

本书可供中医临床、科研工作者及在校学生阅读使用，也可供中医爱好者参考。

图书在版编目（CIP）数据

浙江中医临床名家.高镇五 / 方剑乔总主编；林咸明主编.—北京：科学出版社，2019.7
ISBN 978-7-03-061856-6

Ⅰ.①浙… Ⅱ.①方… ②林… Ⅲ.①高镇五-生平事迹 ②针灸疗法-中医临床-经验-中国-现代　Ⅳ.①R826.2 ②R246

中国版本图书馆CIP数据核字（2019）第144675号

责任编辑：刘　亚　白会想 / 责任校对：王晓茜
责任印制：徐晓晨 / 封面设计：黄华斌

科学出版社 出版
北京东黄城根北街 16 号
邮政编码：100717
http://www.sciencep.com

北京捷迅佳彩印刷有限公司 印刷
科学出版社发行　各地新华书店经销

*

2019 年 7 月第 一 版　开本：720×1000　B5
2019 年 7 月第一次印刷　印张：11 1/4　插页：2
字数：182 000

定价：**58.00** 元
（如有印装质量问题，我社负责调换）

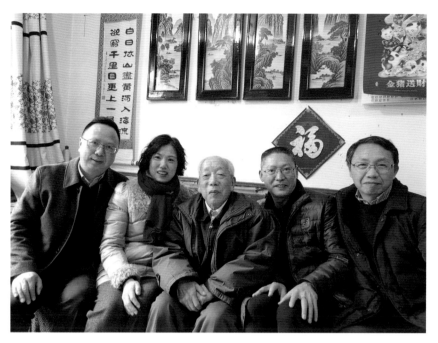

2018农历春节期间高老与学生在一起

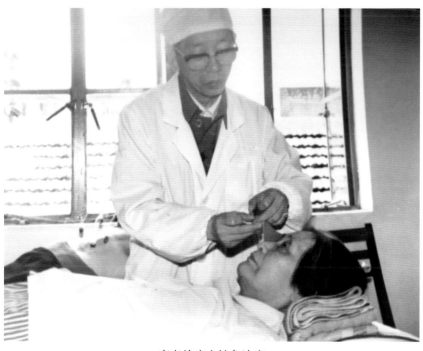

高老给病人针灸治疗

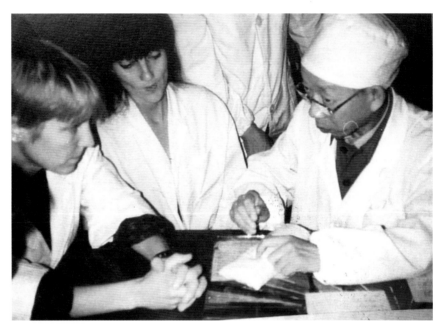

高老门诊带教留学生

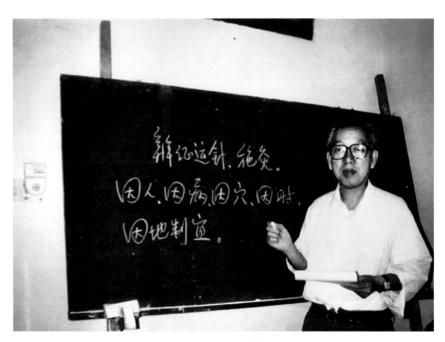

高老给本科生授课

浙江中医临床名家

丛书编委会

浙江中医临床名家·高镇五

编 委 会

主　审　高镇五

主　编　林咸明

副主编　狄　忠　周　慧

编　委　（按姓氏笔画排序）

狄　忠　张　杨　张江松　张园园

张珊珊　林咸明　周　慧

总　序

中华医药，博大精深，源远流长。灵兰秘典，阴阳应象，穷万物造化之妙；《金匮》真言，药石施用，极疴疾辨治之方。诚夷夏百姓之瑰宝，中华文明之荣光。

浙派中医，守正出新，名家纷扬。丹溪景岳，《格致》《类经》，释阴阳虚实之论；桐山葛岭，《采药》《肘后》，载吴越岐黄之央。固钟灵毓秀之胜地，至道徽音之华章。

浙中医大，创业惟艰，持志以亢。忆保俶山下，庠序进修，克艰启幔；贴沙河干，省立学府，历难扬帆；钱塘江畔，名更大学，梦圆宇响。望滨文南北，富春秋冬，三区鼎足，一校华光；惟天惟时，其命维新，一德以持，六艺互襄；部省共建，重校启航，黾勉奋发，踵武增华。

甲子校庆，名医辈出，几代芳华。值此浙江中医药大学建校六十周年之际，特辑撰"浙江中医临床名家"丛书，以五十二位浙江中医药大学及直属附属医院名医为体，以中医萌芽、名师指引、声名鹊起、高超医术、学术成就、桃李天下为纲，叙名家成长成才之历程，探名家学术经验之幽微，期有益于同仁之鉴法、德艺之精进。

时己亥初夏

目　　录

第一章

中 医 萌 芽

第一节　五世医家缘启蒙

一、朝花夕拾忆往昔

盛夏以澜，清秋将至，浅秋的风，藏几分夏末的余温，带丝丝斜飞的雨，古庆春门旁，风摇碧浪层层，雨过绿云绕绕，古城墙下穿梭过车水马龙，杭州市庆春街原浙江中医学院旧址，转过窄窄长长的小巷，穿过铁锈斑驳布满常春藤的铁门，一个本世纪初的小区住宅，一位银发霜鬓的老人，虽无白胡挂颔，却似鹤发童颜，像极了一位邻家老人，笑嘻嘻地迎我们进了门。

老人是浙江中医药大学退休教授，高镇五老先生。老先生精神矍铄、神采奕奕，身材瘦削单薄，脊背微微弯曲，身着一件古旧白皙的短袖，靠坐在窗边的桌旁，招呼着我们围坐下来。因为我们的到来，老先生特地叫老伴打开了客厅的空调，于是他套上了一件灰白色棉质短袖衬衫，颤巍巍地仔细系上衬衫的扣子，神情认真好似在进行一项庄重而严肃的仪式。客厅的光线不是很明亮，也许窗外正是阴雨绵绵的缘故，客厅四方正正，一面墙是半个书架，下边靠着一张四方桌，另一面墙靠着一张双人沙发，整体显得古朴温馨，老先生背靠着窗，右手边是伸手可及的书架连着桌子，古至《伤寒论》《针灸大成》，今至最新的《中国针灸》《中华中医药杂志》《上海针灸杂志》，已经堆满书架并占据了半张四方桌面；墙上、桌上乃至桌旁沙发扶手上，各式各样的书籍、期刊、报纸，更显眼的是各种大小型号的放大镜。伴着寒暄话语间，老先生从桌上一叠书籍中，翻出一本蓝色封面的医案原稿，细细述说，这是十几年前，他本人编辑收集扫描的这几十年来的医案原稿，有他老父亲的笔墨，也有他当时跟着一起出诊时写下的医案，一笔一画，字字如真，现在年纪大了，还是时不时拿出来看看，但是时间久了字看不清楚，光线差的时候，只能叫老伴读着听。正所谓"莫道桑榆晚，为霞尚满天"，诗人白居易晚年患眼疾和足疾，看书和行动多有不便，好友刘禹锡便写了这首诗送给他，共叹垂暮之年面对衰老，不带消极、悲观之意，要用有生之年撒出满天的红霞。老先生身处耄耋之年，依然坚持每天读书读报、看新闻、记笔记，看到兴起之处与老伴交流感悟，此诗句应景应情之极。相比"老骥伏枥，志在千里，烈士暮年，壮心不已"的衰老遗憾之感慨，更带有一份宽慰和鼓励。书中夹着一沓笔记，微微泛黄，一行行劲瘦有力的小楷映在纸上，字字清晰，老先生说，这都是小时候他父亲和私塾老师严格督促换来的，他们那个时候每天都是要背书练字的，做中医，手最重要，手要搭脉，要摸病处，还要写方子，字写得难看不行，病人去抓药要被人说的，这些方子都是要给人看的，所以字也要好好练。老人细细说道往事，略带着宁波慈溪乡音的普通话，向我们打开岁月之流，重拾朝华忆往昔。

1927年2月严冬某个正午时分，江南水乡的阳光被数九严寒封印，一改往日淅淅沥沥的河流声，白皑皑寂寥大地，浙江余姚县匡堰镇高家村的一个三代中医家庭，迎来了新生儿嘹亮的哭声，在这寂静的冬季中更显得几分高亢。高家的第四代新生，二子高镇五出生在这个宁静的冬日村庄，上头还有一个大姐趴在床边望着小弟弟的降临。时值新春佳节之际，家中诊所来的病人也不多，高家迎来了第一个儿子，父亲高圣水早早地守在产房门口，颤抖着激动地抱过来，当时倒也没想到让这个小娃娃承家业，只为家中新添丁增加了几分新春喜悦。窗外是冷冽的北风，屋内火炉生得正旺，新春的气氛仍未褪去，此时此景，父亲高圣水取笔纸，就在往日悬壶案前，写下名高镇五，"镇"字从其曾祖父名高邦镇，"镇五"又象征其在冬日中午日头高照之时，"日中而阳气隆"，最能振奋人之阳气。而后又于少年时期，得赐字建中，寓意因冬日出生能够抵御寒冬之冷冽，于身建中正之和，于志建中正自守，亦涵伤寒建中之意。

余姚县匡堰镇高家村，是一个浙江东邑再普通不过的小村庄，村里曾出过一位名人，高士奇（1645～1704年），他出生于清朝年间浙江绍兴府余姚县樟树乡高家村，平生学识渊博，能诗文，擅书法，精考证，善鉴赏，官至詹事府少詹事兼翰林院侍读学士，晚年又特授礼部侍郎。殁后，被追谥文恪。所以，一直到20世纪初，这个地方还不叫匡堰镇，原属于绍兴府余姚县，

1950 年初建匡堰乡，1979 年划归慈溪县，1992 年 5 月改称匡堰镇。但是匡堰的名字早就存在，根据历史记载，当地河流众多，北魏时期郦道元就曾描述古代浙东是"万流所凑、涛湖泛决、触地成川、支津交渠"，这种地理河流环境，促使先秦时期的浙东越人就依赖于水出行，"水行而山处，以船为车，以楫为马；往若飘风，去则难从"。当时的绍兴府余姚县道林镇，位于杭甬运河的北面。杭甬运河又称浙东运河，可追溯到春秋时期吴越开凿的山阴故水道，后续一直沿用到明清时期，对古代江南的水运交通起到了巨大的作用。由于浙东地区地势南高北低，河流多为南北向，因此，东西走向的浙东运河需要穿越多条自然河流。为维持不同区域的水位并使船只能够通过水位不同的河段，运河中修建了许多碶闸和堰坝设施。匡堰当地也就有了宋代筑堰、元代建闸的历史，当时以匡危救灾之意，遂取名匡堰闸，后匡堰闸的南北逐渐聚成村落，匡堰镇由此而得名。正是这样的地理环境，高老说到，自小家中看到的病人，多数是由乌篷船从家门口水道运来，一张门板床，几个壮汉抬着病人进屋就诊，大部分病人多为危重，神识全无，高热昏迷，更有甚者神昏谵语，撮空理线，到了晚上还会高声喊叫，还有两眼发直上视的，叫名字反应很弱。有时候很难抬人进家门，高老父亲还会特地出诊，到运送病人的船上去诊病。大约是这样的场景看多了，高家最小的妹妹又素来比较胆小，心有余悸，因而未能踏上悬壶之路。高家第四代中，共有三男三女，第一为大姐，高老排行第二，三弟后移居金陵，业已警察退休，四妹、五妹仍在匡堰当地，六弟于 16 岁时夭折。这一辈中，高老和四妹继承了祖辈的衣钵，延续杏林之术。

二、悬壶六代齐济世

根据已有的文字记载，古越会稽已有四千多年的历史，历来属于人才荟萃之地，其中也涌现出不少名医名家，更是从宋代起就以"越医"闻名于世。到了明清时期，绍兴地区经济繁荣、文化昌盛，中医中药得到迅速发展，使得名医大批涌现。绍兴乡风贵土，多耕读世家，然"学而优则仕"，当时众多业儒者均想通过仕途来实现兴邦治国、济世救民的抱负。但是在众多读书人中能够科举入仕的机会不多，"不为良相，即为良医"，而医术自古被称为仁术，于是就有大批学子转而为医。古越又多医学世家，由于中医教育的封闭性，多子承父业，形成一条条血脉相承的世代名医传承之路，这些医学世家如绍派伤寒等医学学派各有传人，使名家不断增多。

　　高家自高老上四代开始与杏林结缘，即自其高祖父辈开始，早先苦读圣贤，广学博览，然朝廷衰败，儒仕渺茫，后自学医书，同时跟村里郎中学习，勤学苦读，常在一旁细细观察，默默体会，后得以开始独立行医，再传其曾祖父、祖父、父亲、高老、四妹及五妹夫，直至现在五妹之女仍在当地卫生院工作，历经六代，囊括中医内科、中西医结合、中医针灸、全科等各个方面，可以说高老一家的行医史即是一部从清末直至现今浙江绍兴、宁波一带的古代中医、新式西医乃至中西医交融及现代医学发展的一个缩影。

　　高老先生随同父亲习得岐黄之术，其父之术乃承袭其祖父，上推至其高祖父实乃第一代始操医业者也，因年代久远，难求其详。然高老之曾祖父高邦镇，乃是当地远近闻名的医家，以看伤寒病著称。高老虽不曾得见真人，亦在儿时见过曾祖父的照片，且父亲在早时常提起曾祖父的事。时值清末，曾祖父高邦镇年少聪颖，随父临证学习，又广读医书，探究医理，后闻钱塘仲学辂开设了杭垣医局。医局不仅开设门诊，疗疾诊病，而且承袭侣山堂旧制，论医讲学，对医学经典详解开示，聚集探讨，甚是向往之。虽未得有机会远行赴钱塘一览风采，却勤勉研读历代各医家《伤寒论》注本，更是加之研习《侣山堂类辩》《伤寒论集注》等书。浙江东邑，文化昌明，明清时期江南一带中医繁盛、百家争鸣，在我国医学史上是较为鲜有的繁华局面，医家云集，人才荟萃，习岐黄之术者咸向往之，可谓盛极一时。后世医家将这一时期绍兴府一带较为鼎盛的三大医派归纳为钱塘医派、绍派伤寒、温补学派，这些医派，同当时高家先人行医也有着丝丝缕缕难解之缘。遥想当时，父亲不止一次对高老说，自古不少医家提到，学医要从《伤寒论》入手，始则难，继而大易；若从杂症入手，始则易，继而大难。《伤寒论》这本医书的语言简单朴实，不是走空谈理论，而是始终紧扣医家治病的实际，把一个病从开始、变化、转归及完结的过程十分清楚地都写出来了，归纳了这个病千变万化的表现，而且一直在强调，无论在疾病的什么时候，都要注意辨证论治。明末时期的名人，钱塘人士张卿子也尤为推崇《伤寒论》，坚持"维护旧论"，始终坚持应维护《伤寒论》原有的编次，"仲景之书，精入无比，非善读者未免滞于语下……初学不能舍此途也。悉依旧本，不敢专取"，他在参订成无己的《注解伤寒论》时，尤其称赞其"引经析义，尤称详治，虽牴牾附会，间或时有，然诸家莫能胜之"。留下了《张卿子伤寒论》，也因此被后世医家认为是钱塘医派的开山人物。高老推测高家先人，从高祖父起便在余姚一带行医，受钱塘医派和绍派伤寒影响较大。

绍兴地区处在江南水系发达之处，河流众多，又位于沿海地区，湿热交蒸，因此在匡堰当地，当时就特别多人常感时邪而发病，时邪当有温、暑、湿、寒诸异，然绍兴一带医家均统称之谓"伤寒"，是根据于《黄帝内经》中提到"今夫热病者，皆伤寒之类也"。当时绍兴一带的医家们认为，张仲景所著的《伤寒杂病论》中，用伤寒二字，统括了四时六气的外感证，临证治疗，往往时病多于杂病，伏气多于新感，在时病中，多为类湿、寒包火者，因此辨证需重视湿邪与伏气，用药应芳淡清透。比如外感湿温，首应"肃肺"，调整肺的宣降功能，"肺主一身之气，肺气化则脾湿自化，即有兼邪亦与之俱化"。若出现热重湿轻，则需要苦寒清热，脾主湿而胃主燥，胃经受邪多从热化，所以湿温有初起或久延而化燥化火的情况，"虽其初感之气有因寒因湿之不同，而寒郁之久悉从火化，湿郁之久必从燥化"。因此在"肃肺"的同时还需要"清胃"，由此形成了外感湿温独有的"肃肺清胃"原则。绍兴医家因其具有鲜明地域特色，所以诊断治疗组方用药自成一体，诊病既不同于伤寒学派，又与邻近鄞县温病学派相异，独能够探病细微，索其奥妙，因而能自成一家之言，对后世外感病辨证有较大影响。曾祖父能够审时度势，推岐黄之术细斟酌，常救人于危难，在当时乡间闻名一片。

时值清末民初，此时高老父亲高圣水已是村中能够独当一面的良医，在当地小有名气，医学造诣颇深，业中医内科，擅长治疗中医伤寒、湿热、疟疾和内科杂病。其父自幼跟随高老的曾祖父、祖父学习，高老的祖父于半百之岁因高血压突发脑出血，病一月余即离世。"人命至重，有贵千金，一方济之，德逾于此"，这是高老祖父留给其父的药王箴言。父亲自幼苦读医书，其师（父）要求严苛，而后高老学医时，父亲也是用同样的方法教育教学，高老印象颇深。父亲随师久观案前，深知"病不能自言，受药而死者无所控诉，故医得用其术而莫之诘也"。祖父常用的几个方子差不多，关键几味药材在配比量上的比例稍有不同，所起到的药效大有不同，针对的疾病也各不相同，老幼妇孺用药不同，春夏秋冬不一，不同体质也是不同，当时祖父还常常叫父亲去村里的药铺，随中药老师傅学习观察各味药材的性味质地，父亲因此也习得一手炮制之术。后经人介绍，在绍兴老牌药店震元堂中药店学习工作三年，对中药饮片的炮制方法、鉴别中药药材的真伪优劣、道地药材的识别等都积累了不少经验。当时也有个别药商兜售不道地或伪劣中药，父亲深恶痛绝。所以学习中药饮片的炮制、鉴别，也为提高诊治处方中药材的质量和治病疗效起到很大的作用。1947 年，高老父亲在自己的诊所内筹设了一个中药配方处，专配自己诊所临证诊治的处方，并不接配外方，并雇用了一位老中药师傅，规范炮制工序，严格进行中药的整理收晒切洗炮制配药工作。当时远近来诊所就诊的病人都喜欢在诊所配药，对药物质量十分信任。

当时，西学东渐，随着各种西医新知新术的不断涌入，不少中医师感到彷徨、沮丧。而绍兴不少有识之士自强自立，主张汇通，并进行大胆尝试。1908 年，绍郡医药学研究社成立，该社专门研究中西方包括日本医药科学，以交换知识，输入新理，为阐发吾国固有之医药学为宗旨，常固定在每月举行讲学，还编辑出版了《绍兴医药学报》，对中医学和西医学进行了认真比较，试图从西医学的解剖、生理、病理、药理等方面，来阐释中医的治病机制、用药机理，并呼吁提倡中西医的融会贯通，对早期的中西医交流起到了积极作用。《南京条约》签订后，宁波成为中国最早的对外通商口岸之一，作为和国际交流接触最为密切的浙东区域，也就成为基督教在中国发展传播的重要区域。那么由基督教开办的学校、医院等，在余姚当地如同雨后春笋般地建立，西医也就如同润物细无声般地进入浙东大地。高老父亲当时也不故步自封，他发现当时的西医相对于传统医学来说，有一个特别领先的地方，就是各式各样先进的仪器，使医生能够快速地发现病因病所，能够对各种疾病下一个早期而准确的诊断，也能尽早对疾病展开针对性的治疗甚至预防。1953 年，余姚当地的各个小村庄，一大批人同时表现出高热畏寒，面色潮红，全身酸痛，软弱无力，症状类似感冒初期，接着出现面色苍白、心慌、烦躁、呼吸加快等症状，随后不同程度地出现肺部出血或黄疸，还有出现头痛、呕吐、昏迷等，大量的患者被家人用乌篷船运着和门板抬着上门求医。高老当时跟随父亲诊病，四诊查之，一一观舌脉体征，初步确定以温病论治，药用六一散加鲜芦根、荷叶等加减，疗效十分明显，暂时是把病情控制了，但是却不知为何同时出现一大批相同发病表现的病人。高老父亲实地走访，仔细探究，发现这些患者都有一个共同点，大多都是下田干活的农民。当时还有杭州地区派来的西医传染病专家前来防治，经检测，发现这些病人得的是钩端螺旋体病，这个疾病名称对高老父亲来说还是一个陌生的名字，随着病因的发现，当时得以迅速从源头和传播途径上控制了疾病的发展。高老父亲从此更加坚定了对西医的积极态度，认为中西医应融会贯通，各取所长。

不仅西医在当时开始逐渐发展起来，中医的教育也不曾落后。1916 年杭州还成立了浙江中医专门学校，"欲振兴中华医药，当先注重人才""人才愈众，则学术上研究愈精"，学校不仅对学生的学业要求严格，而且重视医德教育，以古今名医医德言行教诲学生。自古中医的授业形式是祖传或师徒相授，随着民国西学东渐的发展，中医学校教育才逐渐兴起。也就是受当时的绍兴地区较好的大环境影响，其父高圣水不仅自己时常外出交流学习，也非常支持高老在日后的外出学习进修。

高家在高老这一辈共有六个孩子，高老在家排行第二，上有一个姐姐，下各有两个弟弟和妹妹，正因为出生在这么一个五世医家，家中后来共有三人行医，高老，四妹及五妹夫，延续着从高祖父开始的医学事业。四妹高姚琴生于 1936 年，目前仍以 83 岁的高龄，在慈溪当地匡堰镇卫生院坐诊，每周仍保持三个半天的时间。用当地人的话说，看过匡堰镇卫生院的高医生，才知道中医确实有保养的奇效，高医生 83 岁高龄看上去就 70 多岁而已。四妹因为在基层卫生院，医疗资源缺少，原本一直坚持一周五天门诊，后来因年纪大了，改为一周三个半天，虽说是半天，却是无论有多少患者，都是当天看完才停诊。家中小辈经常劝说，年事已高可以在家安享晚年了，但是四妹依旧坚持出诊。所以经常有患者说高医生敬业，从早上一直看到下午 1 点，午饭时间都推迟，也要把患者看完才下班。以前些时候，附近地区还有患者都慕名去家中求医，这也是中医特有的一个现象，所以高医生仍然坚持每周三个半天的门诊。五妹夫原本为高中毕业，在当地做赤脚医生，结婚成家后跟随高父学习中医，当时村中高中毕业人不多，五妹夫文化程度高，学习也努力，又有赤脚医生的背景，所以在高父诊所中学习帮忙，每天跟在高父身边抄方，进步很快。1965 年，毛泽东主席发出"把医疗卫生工作的重点放到农村去"的"六二六"指示，为广大农民服务，解决长期以来农村缺医少药的问题，保障人民群众的健康。余姚当地各个卫生院开办西医培训班，五妹夫每个月都去参加一次培训。后来各地贯彻毛主席指示，陆续开始行动大办合作医疗站。五妹夫于是就进入了村里大队医疗站，医疗站条件艰苦，只有五妹夫一个医生。但是他既有中医的理论基础，又能准确有效运用当时的西药，在临床诊治时能够做到中西医融会贯通，对农村各种疾病诊治起到很大的帮助。到现在，甚至延续到了第五代，五妹的女儿在杭州卫校医师班毕业后，也加入了同一个大队医疗站从事医疗工作，而五妹夫目前已经退休，碰到大队医疗站病人多时，仍会前去帮忙。

清末年间一直到 21 世纪初，高家历经五代，既有耄耋之年仍坚持在医疗岗位上的，又有继承父亲衣钵继续奋斗在基层医疗岗位上的，而高老更是在教育岗位奋斗几十年，桃李遍天下，用各种方式将中医中药的薪火不断传递下去。

第二节 连天烽火步杏林

一、新式学堂始启蒙

夫教育之政，国之大责也。1927 年至 1937 年是当时中国教育建设和发展的黄金十年。新成立的国民政府十分重视教育，在这段时间里，从扫除文盲的识字运动做起，到 1928 年中央研究院成立，搭建成了一个完整的教育体制的建构。最主要的就是各种大中小学的建立和师资力量的增加。当时的绍兴府余姚县的大部分小学，多是那个时候兴办的。

1933 年春，年仅六岁的高老开始就读于附近的一所小学学堂——达三小学，也就是现在的逍林镇中心小学。该校于 1912 年建立，以"勇者不惧、智者不惑、仁者不忧"三达德为教育宗旨，故取名"达三小学"。当时，小学分初等小学与高等小学，初等小学修业期为四年，高等小学修业期为三年。课程也进行了一系列的改革，选择内容更加丰富，修身、历史、理科、地理、实业、国民知识、世界知识等方面内容均有所涉及，打破了原先传统私塾教育只教读四书五经的"读经讲经"的教书方式。教科书出版书局众多、教材种类繁多，民国时期的教材实行审定制，允许各出版机构自由编制课本，允许民间书局经营教科书业务。1933 年开始，江浙一带小学学堂的用书，多为后来被称为民国老课本的《开明国语课本》，系 1932 年民国教育大师叶圣陶亲手编写、漫画大师丰子恺亲手绘制所成。经当时的国民政府教育部审定，称为"插图以墨色深浅分别绘出，在我国小学教科书中创一新例"的"第一部经部审定的小学教科书"。高老回忆到，那本书大部分是图画与文字的配合，不仅文图很优美，选题多为自然与人、花鸟鱼虫之类相关，充满童趣，在当时，初等教育能够适应儿童的心智和思维发展特征是十分难得的；而且这在当时同类的教科书中也是很新颖的，材料活泼隽趣，文体兼容博取，文章力选各体的模式，可以说是开始了白话文的启蒙，比在学堂里读古文有趣多了。对于当时的小孩儿们来说，新式的应用型课文与他们在家中接触到的古文完全不同，还有算术、自然、常识等课，更有音乐、图画、手工等，学完这些课程，相当于完成初小和高小的学业，在当时被称为"完小"。一个完小毕业的人，就已经可以在社会上谋一份不错的职业了，比如账房先生、小文员等。

　　然而，高老没有等到完小毕业的时候。1939 年，高老 13 岁的时候，抗日战争的战火蔓延至了当时的余姚县，烽火连天，家国危亡，这个杭州湾边的小城，在 1939 年至 1941 年沦陷期间，不断遭受日军飞机的轰炸和散兵游勇的袭扰，随着轰炸不断蔓延，当时的小学学堂开始停学，高老也就回到了家中。由于当时小学的课程多教授白话文的应用课程，高老的古文基础并不扎实，父亲高圣水命其在家附近私塾就读，夯实古文基础，加强古文修养，为了日后更好地深入学习研读中医古籍，需要其奠定坚实的古文功底。

　　当时私塾中的学生良莠不齐，多为小学停办之后改入私塾的学生，所以文化程度多有不同，便分成几块分开上课。高老这一批完成初小的小孩儿们，白话文已有一定基础，算术与写字能力也有，便先教读四书五经，即《孟子》《论语》《大学》《中庸》和《诗经》《书经》《易经》《礼记》《春秋》等。学生捧着书本，由塾师教读，学生随之轻声默读，读多少课文，随学生的接受能力而定，读到哪儿用笔圈点到哪儿。教读数遍，学生就在座位上自读，读熟后到塾师前背诵无误，再教新课。每天上午坐在室内读三课，当天把三课读熟，第二天早上背诵。学生每读一本书，要反复地读，直到能通本背诵为止。学生熟读背诵若干本书以后，开始讲解《左传》《古文观止》《论说精华》《东莱博议》《唐诗三百首》等。塾师逐字逐句串讲，学生一字一句默记。战争年代，战火纷争，时局不定，草木皆兵，太平难在，学堂里学生上课多有间断，所以授课有时是因材施教，对学生分程度个别讲；有时也集合程度相同的几个学生一道听讲；每天讲一次，讲多少不定；学生听讲后，在座位上据理解自己默讲，第二天向塾师回讲，以验证有无错误。这个方法，也正是后来父亲对高老教读中医书籍时常用的方法之一，高老也正是利用这个学习方法，读懂一本又一本经典医籍。此外，当时私塾还重视习字的教学，多为临帖的教授，安排在上午讲读之后，选欧（阳询）、柳（公权）、颜（鲁公）、赵（孟頫）等字帖，供学生临摹，写字作业要交由塾师批改。说到这里，高老翻开那本蓝色封面的医案籍，指着其中的字说，这个毛笔字，就是在那个时候练习出来的，还有就是后来跟父亲看诊的时候，跟在旁边抄方子，父亲要求很高，字写得不正要求晚上罚抄书，勤练书法。父亲的字很好，书法功底很厚，他要求高老写字的时候姿势要端正，古人要求，下笔点画波撇、屈曲，皆须尽一身之力而送之。因此，写字的姿势正确，这些笔画就能借助身体之力流畅进行，让人看起来也自觉行云流水。还有练字时一定要专注，如果没有用心，从写的字上面是看得出来的。比方抄书，用心写字，懂得书中梗概大意，更细细揣摩作者深意，那么就算是同样的字，在不同地方出现，当时的心境不同，字的表现也各有不同。抄书不能像小和尚念经，心思飞在九霄云外，抄了什么，抄到哪里，第二天一问浑然不知。父亲从小的严格要求，也把高老培养成了一个凡事都专注认真的人，也与高老日后无论是治学严谨还是行医专注细心都有着密切的关系。

在这期间，父亲高圣水看高老聪慧又努力肯学，便开始在家中教读他一些中医书籍，《素灵类纂》《伤寒来苏集》《金匮要略心典》《温病条辨》《本草备要》《刺灸心法》等，高老细细地回忆着自己初学中医时读过的书籍，那个时候父亲还叫他自学《药性赋》《汤头歌诀》《医学心悟》《脾胃论》《儒门事亲》《针灸大成》等书。高老说，那个时候哪里看得懂那些书籍，就是靠不断诵读背下来的，父亲要抽查，背不出来要打手心的。现在想想，跟如今的"熟背经典，精研经典，善用经典"竟也用的是同一个方法。

就这样，父亲看高老是努力勤勉之辈，高家自祖上到高老这一代已是第五代，希望将这薪火继续传递，遂令其开始在诊所拜师学习，但是再三告诫少年，学医之路漫漫其修远兮，须终日苦学之、慢推之、细琢磨，看病用药其效自现之其中。而当时年少的高老看父亲在乡里邻间悬壶济世，心中也十分敬仰，且也叹父亲用药之效，可以解救乡邻于危难，由此开始了杏林之路的启蒙。

二、刮摩淬励初涉世

抗战时期，余姚城自 1941 年起，遭受了长达四年半的沦陷，当地的人们终日笼罩在日军的炸弹、铁蹄、刺刀、狼狗的阴影下，民不聊生。高老断断续续在私塾学了两年，一边完成塾师每日布置的学习任务，一边在父亲的指导下学习中医基础。起初每日晨起诵读，后上私塾，下课回来在父亲身边，或诵读医籍或抄写医籍。随着战争的全面展开，私塾也停办了，高老便开始一边跟随父亲临证，一边继续学习基础知识。当时，与高老一同在父亲诊所学习的还有两名外姓的中医学徒，比高老年长些许，这在古时的中医师带徒中也是比较罕见的。中医教育具有封闭性，一般多是子承父业，医术多为世代相传，继承了祖辈医术的真传，往往具有独特的专长和经验，因此而能形成一个个血脉相承的名医传承学派。父亲能够不忌讳，不避嫌，将毕生所累积的临床经验同外姓之人讲授，也是想让中医中药能够普及到更多的人群中去，医疗资源能够更为广泛地被获得，培养新一代的年轻人，也是中医传承最重要的目的，又何况是在动荡不安的战争年代。那个时候诊所不能每天开门，经常会被撤离到县旁边的山里躲避日军和匪人的杀伤抢掠，撤离时候，父亲常叹世道之动荡，缺医少药，四周乡民不仅受时疫温病的困扰，更有慌乱逃亡中的擦碰挫伤，更是因为粮食缺少，健康严重受到影响。父亲一再叮嘱两个师兄和高老自己，要好好学习，国之动荡，民生不聊，更需要有识之士来奋起。

当时，两位学徒的年纪较大，均较高老年长十岁有余。他们在诊所的时候，除了跟随父亲学习之外，还负责诊所的预诊、抄方等。高老在跟随父亲临证前，首先自学了《药性赋》《汤头歌诀》等，因当时家中诊所还没有设药房，病人看诊后还要去村里药房抓药，父亲让高老时不时跟在药店的老中药师傅身边学习各类药材。老师傅先教如何分拣中药，分拣中药也大有学问，首先要学会如何辨别各味中药，不仅是饮片的模样，更有药材最初曝晒的模样，才能更准确地去辨别药材的优劣。当时，从搬药、切药、拣药等到药材的保存和分拣，都是由老师傅一手完成的，老师傅时而还会说一下药加工炮制的方法与辨药好坏的经验。在干活累积经验的过程中，有时病人多了，高老也帮抓中药，有时还要到野外挖草药，对药的道地与否及不同季节的采挖，以及药质量皆有了解，对药的加工炮制也学会了一些，也学会了对药的存储。比如说，某些药物要磨粉入药，才会促进药物的溶解吸收，效果才会比较好，但是一些金石类、角类的药物，很难研细，师傅就教了一种方法，叫水飞法，利用药材不溶于水的特性，将药材反复研磨，利用粗细粉末在水中悬浮不同的原理，从而分离出极细粉末，方便入药发挥药效。还有，不少药物要炮制加热，但是又很难控制程度，师傅在炒制斑蝥的时候，就取一些家中的白糯米放进去共同炒制，等到糯米颜色变为焦黄，这时候，斑蝥已经炮制好，无需再继续加热。《太平惠民和剂局方》中也提到了这个方法，左经丸方中记载的斑蝥是与黑豆同炒，豆胀则停。这些都是古人几千年以来的智慧所现。高老提到，正因为父亲之前去震元堂学习过中药炮制之术，所以让高老也首先学习《药性赋》，熟知各种药物，临证遣方用药才能得心应手，也为父亲后来在自家诊所增加药房的设置做了准备。

在学习了最基本的知识之后，父亲开始利用每日空余时间给三个徒弟上课。父亲提过，学医难，不在于世上医籍万千，历代医家众说纷纭，莫衷一是，难辨其解，而在于会看病，看病技巧不是说记住了多少医家方子就能照样画葫芦，而是要学会辨证，遣方用药最重要的基础就是辨证无误，仲景有200多首方，理、法、方、药各个环节紧密相扣，层次分明，在用原方的时候，要潜心体会古人之用意，绝不能随意加减，画蛇添足，一方面古人治病之深意荡然无存，另一方面徒增病人苦楚。所以看诊用药治病，药到病除，是高老对父亲行医最早的印象。那么用药有方首先需要辨证无误，而辨证最重要的是要会察病，既观察病人，又查看病情，所以，父亲一开始便教授了《素灵类纂》中的藏象，"心者，君主之官也，神明出焉""肺者，相辅之官，治节出焉""肝者，将军之官，谋虑出焉""胆者，中正之官，决断出焉"，一直到如今，高老仍能颤颤道出当时学习背过的内容。父亲当时要求学生三人先诵读，每次规定一部分内容，读通读顺之后自己理解。第二天清晨，在病人没来看诊之前，先上早课，讲解前一次布置的内容。父亲上课，仔细讲解医书的内容，并谈心得体会，要求学生能理解，并在理解的基础上还能给其他人讲解，然后再要求学生背诵。前次上过的课文能讲解背诵后，再给上新课文；如果讲解的时候思路不对，父亲第一次纠正之后，理解还是有问题，就停止教授新课，待思路清楚，老课文理解贯通后再继续学习；又或是背诵的时候磕磕巴巴，父亲便会罚抄写，同类的书籍领去抄写，抄写完还要讲自己对抄写内容的心得，再背诵学习的课文，巩固之后才继续上新的课程内容，要求十分严谨。父亲常说："对课文能讲解背诵，这是基本功。以后进入临证见习时就会运用。学用结合，积累临证经验，提高水平，才能做一名好医生。"也正是这些语句常常在耳畔响起，高老从此养成了勤学好记的好品质，到如今，仍是一直保留着勤做笔记的好习惯。

三、临证学习贵有心

1944 年上半年，高老当时 17 岁，理论课程学习基本完成，开始同两位师兄一样，在父亲诊所临证实习，抄方预诊，培养临诊应变能力。临证实习分了三个阶段，第一阶段高老跟随父亲临证学习；第二阶段，高老首先预诊，写下病案，再转由父亲诊病；第三阶段，高老开始独立看诊。起初，父亲在看病时候，高老在身边跟着，病人情况，症候表现，诊断辨证，用药遣方，都自己用笔记下。当时父亲身边还有师兄跟着抄方，到了空余时候，再一个个拿出来对照，病候记录是否有误，用药是否理解。高老印象颇为深刻的是，父亲非常重视四诊，认为准确地望、闻、问、切，才是临床看病的关键所在。治病要抓住主证，解决主要的病因，针对疾病主要矛盾，用药要单纯，处方要精练，当时村里大部分人比较穷苦，用药自是要精简有效。父亲提到，当时人们往往不到万不得已，不会上门求医，有时已是意识不清，家人用船运到高家门口，父亲出门去船上看病。这个时候，病情往往复杂，就必须先从一点切入，静观变化，若病情有所好转，则步步跟进；若病情反而加重，也要镇定自若，转换方法，从反面论治，往往有转机。疾病的性质不外乎阴阳、表里、虚实、寒热，懂得这个辨证关系，利用汗、和、下、消、吐、清、温、补八法，邪在表宜汗，在上宜吐，在里宜下，若在半表半里，则从中治，亦有虚则补之，实则泻之，热则寒之，寒则温之等。辨明疾病的虚实，才是影响用药的关键所在，若病势未有见好，则应重新诊断，查看病势病位，辨明病情，紧扣主要矛盾，再继续用药，要做到心中有数，才能更好地把握全局。高老随父跟诊一段时间后，父亲便让他开始预诊病患，观其四诊，诊断之后，讲出对疾病的判断和症状表现的理解，若出入不大，父亲便不反驳，点头示意继续讲述遣方用药；若出入较大，与父亲判断不同，则循循善诱，逐步引导高老发现疏忽之处，再做进一步诊治。父亲经常告诫高老，看病问诊治疗，皆须全神贯注。医者稍有差池，患者万劫不复。所以高老在日后的诊病时，往往专心致志，心无旁骛，若有人打扰也绝不中断诊疗过程，这是老一辈医者的仁心，更是他们严谨的治学治医态度的最好诠释。

当时有一个情况特别引起高老的注意，就是父亲在诊病时，若是碰到舌体肿胖，苔暗红，讲话困难，口齿不清，眼睛视物模糊，双目浑浊无神之类的患者，虽然未有具体的疾病，但父亲每每非常重视。因为当时高家两位祖父，皆是因为高血压引起的脑内出血，发病后四肢无力，只能卧病在床，发病前症状不明显，但往往伴有双目视物模糊，口齿不清，四肢无力的表现。在祖父发病后，父亲一边辨证用药，一边寻求家附近的针灸医生的帮助。针灸医生姓名不详，因为年代过去比较久，高老也很难回忆起来，只知道也是医学世家，较高家祖上还多上几代，大约八至九代家传，在远近很有名望。父亲将其请来家中给祖父针灸，高老也是在那个时候第一次真正认识到针灸的魅力所在。父亲也鼓励高老研习针灸，同他说，针灸同中医内科有相通之处，皆是通过望、闻、问、切，四诊合参，再结合八纲、脏腑、气血进行辨证，而针灸在此基础上会加入经络，综合分析疾病的病位、病性，辨证分析，再确定归经选穴，并加入不同手法，达到气至病所的目的。诊病同理，治疗或针或灸或用药，或诸法并施，方能达到治病的疗效。由此，高老父亲有意识地让高老接触更多的针灸疗法。

　　抗战末期，物资十分匮乏，缺医少药非常多见，而针灸以其便利、速效、经济的特点，治病简便易行，收效倍速，利国利民，是当时普通百姓降低医疗费用的首选，而且在缺医少药的小城区，更是十分受用。然而，在当时中国的中医包括针灸的研究中，一方面是试图从临床上去摸索和证实阴阳、五行、营卫、气血，以及解剖学上难以理解和认识的经络，来揭示针灸的治病机理；另一方面，则是在学习研究的基础上，将现代解剖学引入，分别从人体骨骼、肌肉、血管分布、神经分布，详细考察每个腧穴的定位和解剖结构，并按照解剖部位标记各腧穴所处位置，这在当时的中国，可以说引起了针灸学习研究的新风潮。因针灸在清朝曾被逐出太医院，一百年间一直不曾有大的进展，却由此开始了新的篇章。而真正引导这个新风潮的，则是民国初期苏州的承淡安先生，因坚信针灸廉、便、效、验的临床价值，东渡扶桑学习考察针灸，更是先后出版《中国针灸治疗学》《经穴图解》《经穴大挂图》《百症赋笺注》《经穴歌诀》等著作，还创办了我国最早的针灸学专业刊物——《针灸杂志》，并在中国针灸学研究社附近设中国针灸讲习所，进行函授教育，把近代中国的针灸教育推向了新高度。高老的父亲十分支持高老的进一步学习，于是在临证学习四年后，推荐高老去天津参加了天津国医函授学院，并赴苏州参加了中国针灸学研究社的函授学习，从而初步接触到了西方医学的解剖学知识，也为他后来设计制作立体彩色经络模型、参与编写彩色针灸解剖学图谱等，埋下了坚实的种子，并在多年的求学过程中逐渐开始萌芽。

第
二
章

名师指引

高老自幼受中医文化熏陶，对中医针灸颇有造诣，成就非凡。历任浙江中医药大学附属医院针灸科主任，浙江中医药大学针推系主任，浙江省中医学会常务理事，浙江省针灸学会副会长，卫生部高等医药院校中医专业教材编审委员会委员，浙江省重点学科针灸学负责人，享受国务院政府特殊津贴。

高老出生于中医世家，受家传的影响，自幼熟读《黄帝内经》《难经》《神农本草经》《伤寒杂病论》等中医经典，博览历代医书，汲取所长，同时受浙派针灸家杨继洲针灸学术思想和近现代针灸代表人物承淡安先生澄江学派学术思想的影响，加以自身勤学苦研，临床积累，形成了自己独特的针灸学术思想，成为一代中医针灸名家。

第一节　医学世家，言传身教

高老出生在原余姚县匡堰镇高家村一个五世医家。父亲高圣水因擅长治疗中医伤寒、湿热、疟疾和内科杂病，名噪一方。高老自幼受父亲影响，学习中医，读医书与古文。在新式小学堂读六年小学后，因抗日战争小学停办，后在私塾就读，学习四书五经和《左传》《古文观止》《论说精华》等，夯实古文基础，加强古文修养；那个时期，高老父亲一边还教读《素灵类纂》《伤寒来苏集》《金匮要略心典》等，并让高老自学《药性赋》《汤头歌诀》《医学心悟》《脾胃论》等书。从每日的晨起诵读，到私塾的勤勉学习，还有下课回来后父亲身边的或诵读医籍或抄写医籍，高老自此开始了一边学习基础知识，一边跟随父亲临证的医学之路。

父亲上课，讲解医书内容，并谈心得体会，要求学生能理解，并能够讲解，背诵。之前上过的课文能讲解背诵后，再给上新课文，要求严谨。其父常说："对课文能讲解背诵，这是基本功。以后进入临证见习时就会运用。学用结合，积累临证经验，提高水平，争做一名好医生。"高老父亲比较注重医德的培养，常说："医术医人病，医德抚人心。"医乃仁术，要想当一名好的医生，首先要有好的医德。孙思邈的《大医精诚》是高老熟读的篇章之一，面对我们，高老还能背上一段"凡大医治病，必当安神定志，无欲无求，先发大慈恻隐之心，誓愿普救含灵之苦。若有疾厄来求救者，不得问其贵贱贫富，长幼妍蚩，怨亲善友，华夷愚智，普同一等，皆如至亲之想。亦不得瞻前顾后，自虑吉凶，护惜身命。见彼苦恼，若己有之，深心凄怆"。《大医精诚》的思想在高老心中产生共鸣，他认识到作为一名医生就要有仁心、善心、慈悲心。受此影响，在高老工作后，学校曾组织部分职工教师至浙江青田县工作。他发现好多患者因家居在山上，下山去医院，路远很不方便，深感山区缺医少药之困境，尤其缺乏针灸医生。同时他感觉到责任重大，不仅要当一名好医生，更要培养出更多更优秀的医生，解决偏远地区医生少、看病难的问题。针对当时缺医缺药的情况，高老费尽心思，根据《黄帝内经》提倡的"上工治未病""圣人不治已病治未病"的学术思想，针对当地交通不便、缺医少药，老百姓发病时往往不能得到有效及时的治疗的情况，高老提出应当以预防为主。当时制订了预防疾病的行之有效的方案，诸如感冒流行季节，刺灸大椎、风门、肺俞、少商、商阳诸穴预防感冒，有较好作用。夏秋蚊多，是疟疾流行季节，针刺液门、外关、大椎等穴预防疟疾或抗疟复发，亦有良好作用。当地农民生活艰苦，饮食营养不足，常感体弱乏力，精神不振，高老常取关元、气海或神阙、足三里用艾条温和灸，灸至皮肤温热潮红，一次 10～20 分钟，每天灸一次，灸 7～10 天就会产生疗效，精神提振，体力复常。针灸预防作用广泛，推广应用，因其实实在在的效果，深受乡村农民的信任。

　　1944 年上半年，高老中医理论课程学习基本完成，就在他父亲诊所临证实习，抄方侍诊。门诊亲临患者，所见所闻，在见证父亲神奇疗效的同时，更坚定了好好学习中医的信心。记得有一天来了一位女孩，只有 10 岁，父亲望闻问切，仔细询问病情后写道：风水肿满，肺脾不宣，遍身浮肿，二便不利，诊断为水肿。处方：生麻黄 3g，白术 4.5g，猪赤苓各 9g，大腹皮 9g，生姜皮 3g，川桂枝 3g，晚蚕沙（包）9g，枳壳（炒）6g，滑石（包）9g，小木通 3g，光杏仁 9g，车前子（布包）9g，二剂。两天后女孩复诊，奇迹发生了，水肿消失了，又处方二剂，巩固疗效。处方如下：炒茅术 3g，大腹皮 9g，广皮 4.5g，炒枳壳 4.5g，生姜皮 2g，梗通 3g，猪赤苓各 9g，川桂枝 3g，光杏仁 9g，瓜蒌仁（打）12g，前胡 6g，车前子（布包）9g，地枯蒌 12g，二剂。还有一位胁痛吐血患者，是一名中学生，当时胁痛吐血，自述是用盆盛，父亲仔细辨证后，确定为用力过度，致血络受损。开立处方：冬桑叶 9g，冬瓜子 12g，光杏仁 9g，银花 12g，生甘草 3g，桔梗 3g，墨旱莲 12g，前胡 6g，茜草炭 9g，参三七（吞）3g，仙鹤草 12g，二剂。三日后复诊，血已不吐，胁痛亦除，咳嗽痰浓，予以清宣，处方：蜜炙桑皮 9g，前胡 6g，光杏仁 9g，桔梗 3g，连翘 9g，黑山栀 9g，象贝母 9g，生甘草 3g，冬瓜子 12g，赤苓 12g，鲜枇杷叶（洗去毛筋）5 张，二剂，愈。高老对这两例案例记忆犹新，父亲用药如神，简单几味药就能将水肿、吐血等重症治好，对父亲既崇拜又佩服，立志长大也要成为像父亲一样的好医生。

临证见习在佩服和学习中一天天度过，病情轻的患者高老父亲也会坐在旁边指导，高老亲自接诊，高老慢慢也积累了一定的经验。有一天，父亲拿了一份报纸到高老面前，报上登载天津国医函授学院招生广告，父亲说："报名去学一下吧，顺便也去看看外面的世界。"于是，1947 年高老报名参加天津国医函授学院学习，成为一名函授学员，系统地学习了一套新国医讲义教材，两年后顺利毕业。

高老在父亲诊所抄方实习，从未间断，直至 1948 年 6 月满师。同时开始襄助父亲正式开业，悬壶应诊。同年加入余姚县中医师公会为会员。高老的医业承其父亲传授，尤其是随父亲抄方、侍诊，门诊之余的经典理论学习，打下了良好的医学基础。经过参加天津、苏州两院所的函授学习，高老的中医针灸理论知识获得了新的提升，也进一步开拓了临床视野，为其日后独立悬壶开业奠定了基础。

第二节　针灸启蒙，中西汇通

《灵枢·官能》有言："徐而安静，手巧而心审谛者，可使行针艾，理血气而调诸逆顺。"根据高老的性格，父亲认为高老学习针灸定有一番成就。于是让高老在研习中药处方的同时，学习针灸知识。父亲常说，针灸、中药缺一不可，配合起来效果会更好。父亲常常引用《黄帝内经》的话来引导高老学习针灸。《灵枢·九针十二原》说："五脏之有疾也，譬犹刺也，犹污也，犹结也，犹闭也。刺虽久，犹可拔也，污虽久，犹可雪也，结虽久，犹可解也，闭虽久，犹可决也。或言久疾之不可取也，非其说也。夫善用针者，取其疾也，犹拔刺也，犹雪污也，犹解结也，犹决闭也，疾虽久，犹可毕也。"但刚刚接触针灸时，效果总是不理想，还不如中药效果快。父亲又开导说《灵枢·九针十二原》还有一句话，就是"言不可治者，未得其术也"，在两千多年前的中医经典著作中，已认识到所谓"不治"之病症，乃是未得其术之故。有了术，"不治"就转为"可治"了。针灸治病不是永远停留在一个水平上。不可治是相对的，随着实践的发展，可治的范围也日益扩大。随着学习的深入，也慢慢发现针灸的神奇疗效。思索针灸和中药的应用特点，如《灵枢·邪气脏腑病形》说："诸小者，阴阳形气俱不足，勿取以针，而调以甘药也。"其指出了不适应针灸治疗的"阴阳形气俱不足"之病人，当用甘药治疗。

随着对传统经络、穴位的了解的深入，高老对针灸产生了越来越浓的兴趣，但同时感到针灸名师指引的重要性。于是，高老报名参加了苏州中国针灸学研究社函授班，跟随承淡安教授学习针灸。培训班上课教材内容新颖，实用，融入了一些现代医学知识，高老获益良多。在这里，高老接受了系统的针灸理论的学习，主要学习了承淡安先生编著的《中国针灸学讲义》等针灸教学资料。

承淡安教授是澄江针灸学派创始人，近、现代著名的针灸学家，一生以振兴针灸为重任，编著和译著书籍20余部，创办针灸杂志，开办针灸学校，借鉴国外针灸发展的成功经验，为推动现代针灸学术研究、医疗和教育等领域的发展做出了巨大贡献。承淡安教授作为高老针灸启蒙老师，对高老学术思想影响很大。

承淡安对《伤寒论》及中医针灸理论与临床颇有心得。特别是《承淡安伤寒论新注：附针灸治疗法》和《伤寒针方浅解》两本书，承淡安遵循六经辨证，以八纲辨证为主，结合近代西医学知识注解伤寒条文，很好地继承发扬了仲景的伤寒学术思想，对有证有方及有证无方的伤寒条文都进行了针灸腧穴补注，增添了临床治疗方法，在研究仲景伤寒学术思想的领域树立了里程碑式的标榜作用。高老受父亲的影响，对《伤寒论》条文理解很透，对张仲景的遣方用药思想也有自己独到的见解。但承淡安教授用六经辨证的思想指导针灸应用，使高老耳目一新，原来《伤寒论》不但可以指导用药，还可以指导针灸。这些知识，对高老来说，如获至宝。于是，高老在苏州学习期间，学校宿舍餐厅三点一线，很少外出，一心扑在针灸理论的学习当中。

畅游在知识的海洋中，高老对针灸学知识有了系统的了解，对针灸、经络的一些知识点有了自己的认识。在苏州跟随承淡安教授的学习经历，为后来高老在灸法、针刺方面取得突出成就奠定了坚实的基础。

在以后的针灸临床实践中，高老特别强调"一针、二灸"的理念，在临床常用艾灸作治疗或保健，后期亲自设计并委托制作出很实用的温灸架。其多名研究生亦以研究温灸为主，更有一名研究生成为研究灸法的"973 计划"项目首席科学家。灸法当中，高老更推崇温针灸，认为温针灸具有针刺、温灸的双重作用，凡适合留针和灸疗的阳气虚衰、阴寒凝滞等慢性疾病，如痿、痹、瘫痪、关节不利、经络瘀滞、心肺气虚、脾胃虚寒、肾阳衰微等，均可施用。

在 20 世纪 60 年代中期，高老对温针灸进行了细致的临床观察和实验研究。对于不同质量的毫针进行温针灸时的针体温度、温度的上升速度和持续时间，艾炷大小、松紧、壮数同温针灸时针体温度的关系，温针灸同气候温度的关系，温针灸时针体各"点"温度的实践意义，温针灸时皮肤灼伤起疱等问题，给出了科学而又严谨的答案。他提出毫针的金属原料、粗细不同，温针灸时针体温度的高低、上升速度、持续时间是不相同的。艾柱的大小、松紧、壮数、装法、气候温度与温针灸也均有关系。温针灸时只有在刺入皮部或皮下组织的针体温度高于皮部或皮下组织的温度时，才能起到温针灸作用，否则只是针刺加艾炷温和灸而已。不同质量毫针进行温针灸时，具有灸量的区别，其适应证也有不同。高老在运用温针灸治疗 128 例风寒湿痹的基础上提出，体质虚弱，对针刺较敏感，病程短，病情轻，酸痛轻，病位在肌肤浅部，无筋急，或有筋急也较轻，关节运动障碍尚轻者，宜用针体直径 $0 \sim 0.32mm$ 的不锈钢或钢针做温针灸；体质较强，对针刺比较耐受，病程长，病情重者（特别是畏冷、受寒湿重，酸痛重，病位在筋骨较深部，筋急，关节运动障碍较重者），可选用针体直径为 0.45mm 或以上的不锈钢针做温针灸，或用直径 0.32mm 的银针做温针灸。

同时，高老认为温和灸是诸多针灸治病的疗法中最舒适的疗法之一，故能受到患者欢迎。温和灸的适应证比较多，除上述者外，失眠、慢性气管炎、虚寒性痛经、肩痹、膝痹等都可用温和灸法治疗。高老对温和灸治病特点进行了高度概括：急症急灸，慢病慢灸，小病小灸，大病大灸，轻病轻灸，重病重灸、体弱灸轻，体强灸重。温和灸属于慢灸、小灸、轻灸的灸疗方法，故比较适用于慢病、小病、轻病、体弱者。因其作用力之所限，对急症、大病、重病不宜用温和灸，以免耽误治疗时机；须采用针刺或急灸重灸，或药物等其他治法，这是必须重视的。

在临床上，高老经常会被患者或学生问道，针灸总是并称，那针刺和灸法又有什么不同呢？高老对刺法和灸法的异同详细分析后，给出了自己独到的见解。从刺法与灸法来看，两者都是通过对腧穴的刺激达到防治疾病的目的。很多相同病症，不论是阴证、阳证、表证、里证、寒证、热证、虚证、实证，用针刺或用灸法均可得到治疗，这种作用是属于刺与灸的"共性"。但刺与灸的作用，不是完全相同，对痛证、高热、神昏、抽搐、流火丹毒、小儿急惊风等病症，针刺常胜于灸法。一般地说，热证、实证、闭证，以针刺治疗为佳。"针所不为，灸之所宜"。对某些阴寒凝结、瘕聚痞块、气血瘀滞、久年顽痹、阳虚欲脱等病症，灸法常胜于针刺。因此，一般地说，寒证、虚证、脱证，以灸法治疗为佳。

就针刺来说，常用的有毫针、三棱针、皮肤针、皮内针等数种，各种针具都能治疗一些相同的病症，这可说是其"共性"。但各种针具由于其形式质量不同，故各有其特殊的作用。一般来说，临床最常用的毫针其适应证最广，阴阳表里、寒热虚实诸证均可使用。三棱针则以实热证为佳，常用于昏迷、高热、惊厥、中暑、丹毒、疮疡、瘀血疼痛、痔疮肿痛等；皮肤针则以小儿、体弱及某些皮肤疾病为佳，常用于小儿消化不良、脾胃虚弱、慢性头痛、近视、神经性皮炎、顽癣、斑秃、皮肤麻木不仁等；皮内针则较多用于慢性病和阵发性病症，以需要较久的安全留针的病症为佳，如头痛、胃痛、三叉神经痛、坐骨神经痛、哮喘、高血压、遗尿、痛经等。除此以外，同样的针具，由于粗细、长短、质料等差异，或术者操作方法的不一，其治疗作用也是不同的。

再就灸法来说，常用的灸法有艾炷灸、艾条灸、温针灸三种。艾炷灸又可分直接灸和间接灸，艾条灸可分为温和灸、雀啄灸、隔布实按灸。各种灸法都具有温经通络、散寒祛湿、行气活血、祛瘀散结等功能。凡寒湿痹阻经络、气血运行失畅者，均可使用。但各种灸法其力量是有强弱的，因此其作用也有区分。一般来说，艾炷灸，特别是艾炷直接灸的作用是比较强的，证顽病重者宜之；艾条灸及温针灸的作用则相对较弱，病轻易愈者宜之。

对西医知识的系统了解，是高老在苏州学习的另一大收获。在大家还在为中医西医谁更有优势争得不可开交的时候，苏州中国针灸学研究社函授班却已经开始脚踏实地，开授西医学基础知识，包括系统解剖学、病理学、生理学等。通过系统学习，高老对人体又有了更为清晰的认识，弥补了中医太过于抽象的不足，诊疗对象更加明确，诊疗思维更加清晰。所以，高老指出中医、西医，两手都要抓，两手都要硬。

后来高老在临床上，应用娴熟的兴奋抑制术，即是得益于在苏州函授班对西医知识的学习。高老指出兴奋抑制术是以生理学知识为指导的针刺技法。学者须学好人体解剖生理学，才能理解并掌握使用。承淡安教授即是倡导这一刺法的代表，高老的兴奋抑制术主要传承于承淡安教授。承淡安教授在《中国针灸学》记载的兴奋抑制术各种作用之针法的操作要领如下。①兴奋作用之针法：选用28号或30号针，做轻缓之刺激，约数秒或半分钟之捻运，病者略感酸胀，即予出针。刺激部位，大都于其患部及其周围，或为神经通路之处为多。②抑制作用之针法：选取26号或28号针，做持久之强刺激，1～2分钟之强力捻运，并做5分钟或20～30分钟之留针。刺激部位，大都于其患部周围及其神经通路之处为多。③反射作用之针法：视其症候之如何而手法不同。如需使之起兴奋，以加强其机能作用时，可选用28号或30号针，予以短时间之中刺激（捻运不轻不重不疾不徐，提插均等）；如需使之起抑制，以减低其亢奋作用时，可选取28号针做稍长时间之中刺激。④诱导作用之针法：选用26号或28号针，做较长时间之强刺激，1～2分钟，并做留针法。但高老在研究兴奋抑制术时也参考了其他医家的观点，如朱琏著的《新针灸学》提到的下列针法。①抑制法一型：取1～2穴，针刺时间为30分钟以上至几小时；安全留针可几天至半个月左右，病人自己一天行针几次，留针久时需换穴。进针后缓慢捻转，快慢配合，必要时可用捣针术，针感要重，有持续的舒适感。②抑制法二型：取2～4穴，针刺时间为15分钟左右，进针后缓慢捻转，保持平衡，针感较抑制一型稍弱。③兴奋法一型：用4～10穴，针刺几秒到一两分钟，用迅速短暂的浅刺法。④兴奋法二型：用穴较多，用较短促的浅刺法，或留针5分钟左右。高老经过深入研习，将兴奋抑制术应用到临床，收到了很好的效果。

除了兴奋抑制术外，高老根据《黄帝内经》记载，对速迟刺法做了进一步的阐释。《灵枢·邪客》曰："先知虚实，而行疾徐。"辨证已明确虚证或实证后，就可选穴施虚证徐补，实证疾泻之刺法。虚实不典型或虚实夹杂者，可施不徐不疾介于中等速度之刺法，或先补后泻，或先泻后补，前者也称平补平泻法或平刺法。《灵枢·九针十二原》曰："徐而疾则实，疾而徐则虚。"《针灸大成·问疾徐之理》曰："故经言刺虚实者，徐而疾则实，疾而徐则虚。然此经有两解，所谓徐而疾者，一作徐内而疾出，一作徐出针而疾按之。所谓疾而徐者，一作疾内而徐出，一作疾出针而徐按之（两说皆通）。盖疾徐二字，一解作缓急之义，一解久速之义。若夫不虚不实，出针入针之法，则亦不疾不徐，配伍其中可也。"《灵枢·终始》曰："邪气来也紧而疾，谷气来也徐而和。"此意言扶正或泻邪时针下气来的表现，据以测针刺补泻效应。当邪气盛施泻法，气至快速，针下沉紧，患者针感困重，有利于祛邪，即"气速至而速效"，泻邪宜速。当正气虚，施补法时，气来徐和，针下较松，患者针感舒适，有益于扶正。

通过苏州函授班的学习，高老认识到西医知识的重要性，其完全可以作为中医、针灸的有力补充。高老认为，临床疗效是第一位的，不管中医西医，只要能治好病，就是好的医学，就要拿来用。1952年11月，余姚县人民政府卫生科举办中医进修班，高老又参加了进修学习，共三个月。学习内容有社会科学、组织解剖学、生理学、细菌寄生虫学、药物学、传染病学、法定传染病学、急救学、公共卫生学等。授课的教师有县阳明医院、县卫生院的临床医师，经验丰富，讲授理论联系实际，水平很高，对提高自己的政治和业务水平，帮助很大。参加学习的学员，都是临床中医师，各自都有临床工作经验，对所学内容的理解吸收能力都比较好，都感到进修学习的收获很大，今后要更好地为人民健康服务。

1953年7月，余姚县卫生科介绍高老到杭州浙江省中医进修学校第一期中医进修班学习，学习至1954年1月底结业，共计7个月。学习课程有政治、解剖学、生理学、病理学、药理学、诊断学、细菌寄生虫学、传染病学、内科学、中医学术研究、针灸正骨等，还有巴甫洛夫学说等专题报告。讲课教师来自浙江医学院及其附属医院的高年制教师医师和省市名中医，教学水平高，同学们很满意。结业后，学校安排高老到余姚县阳明医院西内科病房实习了三个月。何恭源老师是高老的实习指导老师，何老师耐心认真，分析讲解详细，高老受益很多。通过三个月内科病房实习，理论结合实践，熟悉掌握了一些急危重症的救治方法的应用，深切认识到静脉输液、输血及输氧气救治急危重症的实际效果，这些方法都值得应用。在此之前高老治病只用中药针灸等方法，在西内科实习三个月后，常用西药都可使用了。卫生科还发给高老麻醉药品准用证，高老有了应用麻醉药资格，凭证可向省医药公司购买麻醉药品。但高老在临证时仍用中药针灸为主，根据实际病情需要，取长补短，酌情用些西药。家乡发生小儿麻疹大流行、钩端螺旋体病流行时，在这些疾病的防治工作中，高老运用中西医两法之长，中西医结合，或加针刺，综合治疗，显著地提高了疗效，获得病家好评。在临证实际工作中，深深地体会到中西医团结，相互学习，相互补台，中西医结合，创造中国特色的新医药学派的重要性和迫切性。这是造福人类，保护人们健康，惠泽子孙的正确方针。尤其在偏远山村农村牧区，缺医少药的地区，很需要会用中西两种疗法治疗疾病的医生（包括针灸推拿等），从而为患者治病带来更多方便，使其获得更好的服务。

第三节　遍访名师，精益求精

苏州之行，高老完善了自己的针灸知识，补充了西医知识，对伤寒论与针灸的关系有了新的认识，对灸法、针刺术也有深入的学习和研究。归来后，高老在临床上遣方用药、用针用穴都能得心应手，加上高老谦虚刻苦，不断总结不断学习，很快在当地便小有名气。

但高老不自满于此，为了让自己的临床诊疗更进一步，高老又先后拜陆瘦燕、马雨荪、金文华、陈备永为师，不断完善自己的诊疗思维。这其中，高老受陆瘦燕针灸思想影响较大。陆瘦燕是我国现代著名针灸学家和教育家，其在40余年的针灸生涯中，全力研究经络学说，用以指导临床，并诠释针灸学的各项理论。注重全面切诊，整体辨证；重视爪切，善施行气、补泻手法；处方配穴灵活适当。在实践中逐渐形成了独特的学术思想和医疗风格。陆瘦燕认为，针灸处方配穴，也和内科处方用药一样，有其一定的组成规律，绝不是病在哪里就针哪里，而要整体辨证，识别标本，权衡缓急，这是高老非常赞同的一个观点。受这些老师的影响，高老的临床诊疗得到了进一步的提高，对针药并用、辨证选穴、未病先防等思想有了更深入的认识和阐释。

高老特别注重针药并用，受家传中医的影响，自幼便跟随父亲出诊、抓药，对中药的气味、归经甚是熟悉，后得到拜访的诸位老师的指点，对针药结合应用更是得心应手。高老指出，一名中医，若能做到针、灸、药并用，临床疗效将大大提高。孙思邈在《备急千金要方》中就说过："若针而不灸，灸而不针，皆非良医也。针灸而不药，药而不针灸，尤非良医也……知针知药，固是良药。"针灸中药，一为外治，一为内治，虽有内外之分，但外治之理即内治之理，外治之药即内治之药，都是在祖国医学理论体系和治疗法则指导下，从整体观念出发，以调和阴阳气血，祛邪扶正，治愈疾病。因此，针药并用，内外同治，可收相辅相成，相得益彰之效。高老在临床上擅长针、灸、药综合应用。适宜于针灸治疗的，就用针灸，适宜于药物治疗的，就用药物，适宜于针药同用的，就针药兼施。使针灸和中药紧密地结合起来，因病而施，充分体现了中医内服外治综合治疗的优势。

高老针刺治病特别强调要守神，要做到心到、针到，他多次批评针灸时漫不经心的年轻医生。《黄帝内经》载"凡刺之真，必先治神"，高老认为针灸疗法的治神包含两方面：一是医者自身治神，二是对患者的治神。首先，治医者之神。医者是实施针刺的主体，医生之神是影响疗效的重要因素。马莳注云："盖人有是形，必有是神，吾当平日欲全此神，使神气既充，然后可用针以治人也。"吴昆注云："专一精神，心无他务，所谓神无营于众物是也。"医生进针前，应如《灵枢·九针十二原》所云："神在秋毫，属意病者"。观察治疗过程中患者经脉之气的变化，及时调整针刺手法，即《素问·宝命全形论》所指出的"如临深渊，手如握虎，神无营于众物"。故在针灸临床中，医生必须先治其神，后调其气，使神气相随，手法形神合一，方能针刺得气取效。正如《灵枢·终始》云："深居静处，占神往来，闭户塞牖，魂魄不散，专意一神，精气之分，毋闻人声，以收其精，必一其神，令志在针，浅而留之，微而浮之，以移其神，气至乃休。"其次，患者的治神。《素问·五脏别论》曾云："拘于鬼神者，不可与言至德。恶于针石者，不可与言至巧。病不许治者，病必不治，治之无功矣。"强调了病人之神对于治疗的重要性。《素问·宝命全形论》云："凡刺之真，必先治神。"也提出了对病人的要求，务必使病人安神定志。施术过程中医生应当密切观察病人的神态及其对针灸的反应，通过控制病人精神的方法，使病人排除杂念，入静守神，引导经气直达病所，如《素问·针解》所说："必正其神者，欲瞻病人目制其神，令气易行也"。曾经高老一弟子有事来诊室找高老，高老正在给病人针灸，其弟子因为事急，匆忙之中忘记了老师的教诲，不等高老针灸结束，就开口打扰，高老不但没有理会这位弟子，针灸结束后还把他批评教育了一番。

高老重视基础理论，提倡辨证取穴，对如何辨证取穴从体质年龄和病情（八纲辨证）两大方面做了细化分类。体质年龄方面，《灵枢·逆顺肥瘦》曰："年质壮大，气血充盈，肤革坚固，因加以邪，刺此者，深而留之""刺壮士真骨……此人重则气涩血浊，刺此者，深而留之，多益其数""瘦人者，皮薄色少……其血清气滑，易脱于气，易损于血，刺此者，浅而疾之""婴儿者，其肉脆，血少气弱，刺此者，以毫针浅刺而疾发针，日再可也""刺常人奈何？视其白黑，各为调之。其端正敦厚者，其血气和调，刺此者，无失常数也"。此言体质强弱,年龄大小,白黑常人之刺法,是因人制宜也。
病情(八纲辨证)方面,①阴阳,《灵枢·阴阳清浊》曰:"刺阴者,深而留之。刺阳者,浅而疾之。"此是阴证阳证刺法之别。②表里,《灵枢·终始》曰:"久病者,邪气入深,刺此病者,深内而久留之。"此言慢性久病邪气深居在里之刺法,如筋骨痹证。《灵枢·官针》曰:"半刺者,浅内而疾发针,针无伤肉,如拔毛状,以取皮气,此肺之应也。"肺主皮毛,病在体表皮部,如头部患斑秃,宜用此刺法。《灵枢·官能》曰:"病浅针深,内伤良肉。病深针浅,病气不泻。"③寒热,《灵枢·九针十二原》曰:"刺诸热者,如以手探汤。刺寒清者,如人不欲行。"《灵枢·经脉》曰:"热则疾之,寒则留之。"如手探汤,触沸水状,一触即起也,不欲行者停留也。热性滑利,宜迅疾入针运针,疾得气,快出针以引热邪外泄。例如,针治中暑(痧证),常用此术。寒性凝滞,延长留针时间,可消散寒邪。例如,针治寒湿痹证,常用留针方法,或加温灸。退热祛寒,都是泻邪之法,因寒热都是六淫之邪。《灵枢·经水》曰:"足阳明,五脏六腑之海也,其脉大血多,气盛热壮,刺此者不深弗散,不留不泻也。"此言热邪壮盛已入里者,须施用深刺动留针之泻法,方可清泻邪热。例如,针刺治疗急性细菌性痢疾、发热、腹痛、腹泻、里急后重者,须用深刺动留针 20～30 分钟之泻法,一日针治 1～3 次。正如《素问·刺要论》所说:"病有浮沉,刺有浅深"也。④虚实,《素问·离合真邪》曰:"吸则内针……静以久留……吸则转针,以得气为故,候呼引针,呼尽乃去,大气皆出,故命曰泻。……呼尽内针,静以久留,以气至为故,如待所贵,不知日暮……候吸引针,气不得出……推阖其门,令神气存……故命曰补。"《灵枢·终始》曰:"凡刺之道,气调而止。"实施针刺技法,须讲究度,补泻无过其度。太过不及均非治疗之良法。治病的要求是疗效,疗效是治病之目的。目的已达,就宜停止针治,若继续再针,须防耗气,是太过也。例如,治疗齿痛、急性胃痛等,辨证取穴,辨证运针治疗后,已获得止痛,疗效已稳定,就可停止针刺。而对一些顽固性三叉神经痛、呃逆、哮喘、耳鸣等病症,又采用安全留针法,针数严限 1～2 针,静留针时间可以从数小时至数十小时,从几天到长达十天左右,直到痛止病势缓解后才出针。如病痛未见效,也可继续换穴位针刺。久留针法都采用皮内针,留置在对人体活动无影响的部位,对活动有障碍之处禁用,使用必须确保安全。

陆瘦燕的《针灸正宗》,遵照"上工治未病"的学术思想,结合其丰富的临床经验,总结提出了十三点预防中风的理法措施。高老也很赞同未病先防这一思想。高老认为"治未病"思想可以分为三级，未病先防，这是一级预防工作，是应该置于第一位的。其次是已病后防病情加重，防体内传变转移；防在人群中传播扩散；特别是烈性传染病，必要时需要实施隔离，严防传染扩散。三是疾病初愈后，体质虚弱，须注意调理扶正，慎防复发。对部分间歇发作的疾病，如癫痫、疟疾等，在其发作前掌握时机给予针灸防治，可期望防止其发作。

《素问·四气调神大论》曰："是故圣人不治已病治未病，不治已乱治未乱……夫病已成，而后药之，乱已成而后治之，譬犹渴而穿井，斗而铸锥，不亦晚乎。"这是必须在未病之前实施防治的重要学术思想。若等到疾病有所发展时再行治疗，就为时已晚了。高老在"治未病"方面也做了大量的工作。高老将《黄帝内经》中中医针灸治未病的理法做了整理分析。《素问·上古天真论》曰："虚邪贼风，避之有时。"此所说之"虚邪贼风"，可理解为各种致病因素（病邪），可以避免的应及时远避，以免侵袭身心而发生疾病，此是保健的第一要务。又曰："精神内守，病安从来。"人当自强，对事业，对工作，要有执着精神，尽心尽力尽责。但在生产劳动、工作学习之余，在思想上要能善于安闲，松弛清静，不过于紧张疲乏，保持心气和顺愉悦，精神内藏不使耗散，疾病就较难侵袭。又曰："饮食有节，起居有常，不妄作劳，故能形与神俱，而尽终其天年。"这是说饮食须有节制，饥饱适度，五味调和，要有益健康。切勿暴饮暴食，戒除不良嗜好，慎防"病从口入"。起居作息须有常数，适应寒暑，动静协调，避免生活规律紊乱。身心操劳要适度，养心养体结合，房事亦须有节，须防过度耗精伐元，导致早衰早老。能做好以上各点，可望保持身心健康，延年益寿。以上这些方面需要每个人都进行了解，积极主动做好，具有很广泛的预防作用。但人有年龄大小、性别男女、体质强弱之分，具体实施时还需要注意因人制宜，辨证施防，务求实效。《素问·刺热》曰："肝热病者，左颊先赤；心热病者，颜先赤；脾热病者，鼻先赤；肺热病者，右颊先赤；肾热病者，颐先赤。病虽未发，见赤色者刺之，名曰治未病。"以上内容提到了五脏在其热病未发之前，在颜面部各脏的相应部位先会出现红色，医生可在红色部位施以针刺，谓之治未病，是五脏热病的防治法。此法尚未注意到有临床报道，是可以研究观察的内容。

早在20世纪80年代的某年，杭州市城区由邻近地区传入甲型肝炎（简称甲肝），其来势凶猛，暴发性大流行，感染的病人急剧增多，有关医院人满为患，住满了甲肝病人，有的单位大会堂也临时住了病人。一时间人心惊慌，只怕自身染上甲肝。省市政府领导和卫生行政部门领导高度重视，一方面督促卫生防疫部门加强宣传预防等措施，使市民懂得预防方法；一方面督促有关医院积极做好病人的治疗工作使其早日康复出院。省卫生行政领导专门召开省中西医学会有关负责人会议，动员各学会积极投入防治甲肝的行动中来，做好预防治疗宣传工作，安定人心，维持社会正常的生产生活秩序。

高老作为浙江省针灸学会的代表，参加了这次动员会，并组织了部分针灸老师，制作了"预防甲肝，保护健康"的宣传横幅，在庆春路、环城东路设点做宣传预防甲肝的工作。虽然针灸预防黄疸肝炎尚未有亲身经历和实践，但六七十年代高老使用针灸治疗疟疾及减少复发的经历和体会，使高老对针灸预防甲肝有了很大的信心。随后，高老积极投入到针灸预防甲肝的工作中，向围拢来的群众积极宣传饮水、饮食卫生知识，预防病从口入，做针灸能提升身体抵抗力，对预防甲肝有益处，注意休息，不要过分疲劳……并为自愿接受针灸预防的人做针灸。高老采用的治疗方法：合适体位后，露出足三里穴，消毒后施徐补法，缓缓得气感应舒适，静留针三分钟许就出针，再施艾条温和灸，使其感觉温热，皮肤潮红，约五分钟；再在耳穴肝、脾、神门三穴消毒后，各贴王不留行籽一粒，贴固后，随即为其捏压三分钟（1次/秒），并嘱咐其每天早中晚各捏一次，每次捏3分钟，3天后揭去。如果方便再来贴一次。须仔细、缓慢、轻柔地捏压，注意不要捏得过重，须防损伤皮肤引起感染。群众反映很好，特别是受到了工人们欢迎，部分工厂单位还邀请他们为工人职员们贴压耳穴预防甲肝。高老回忆，他们对这些单位的职工进行随访，反馈信息良好，初步统计，接收足三里针灸、耳穴贴压的员工，没有发生甲肝。表明在综合预防措施中，针灸预防甲肝有一份大功劳啊！

高老重视觅师访贤，搜集民间一技之长。1965年他在民间采访时，学得针刺睛明穴治疗肺咯血的经验。睛明穴治肺咯血，为历代针灸文献所未载。高老认为睛明穴是足太阳膀胱经腧穴，其经循行入络脑。而脑乃元神之府，针刺睛明穴具有宁神镇静作用。神静则血宁，故有治肺咯血之功效。他把睛明穴主治咯血的功能，写进了他主编的《新针灸学》一书。高老常取督脉大椎、百会、风府、命门等穴，施针刺补法与艾灸配伍治疗顽固性失眠，此法也是得之民间。有关毫针针具粗细对治疗的影响，高老回忆，萧山的陈佩荣医师使用的针具对他影响深刻。他有一次带着学生到陈佩荣医师处下乡针灸临床实习，高老用自己带着的针具（当时使用的是28号针，即0.35mm×40mm针）针灸，被陈佩荣医师视之为"隔靴搔痒"，高老内心很有触动。陈医师诊室

浙江中医临床名家·高镇五

的病人绝大多数是来自钱塘江边的渔民和农民，潮湿的环境导致风湿、类风湿关节病多发。对这类疾病的治疗，陈医师多采用温针灸治疗，但使用的针具是特制的，针具直径在 0.7mm 左右，比 28 号针粗一倍，加之温针灸，对风湿病的治疗效果显著。高老有一风湿性关节炎患者，是机关干部，治疗一个月效果不显，推荐到陈佩荣医师处治疗。这位患者到陈医师诊室转了一圈，被陈医师使用的针具吓到了，不告而别，回到高老处继续治疗，继续一个月，病情反复。在高老再一次的建议下，这位患者最终硬着头皮接受了陈医师的温针灸治疗，效果明显。高老说，对不同地域、不同职业、不同疾病的治疗，针具、疗法选择很重要。

第四节　科学实践，传承创新

1957 年 6 月，高老从余姚调来杭州任教，为针灸教研组负责人，从此专门从事针灸教学研究工作。学院办学伊始，教学设施，从无到有，除全国统编教材外，还需自编补充讲义教材、辅导资料，需有直观教学教具设置，除市场上能购买到的针具、灸具、火罐、电针、穴位注射工具、十四经穴小模型、仿制钢人模型等外，高老还自己设计绘制了经络、腧穴等挂图，上课示教用。为了提高经络学的教学质量，使学生能完整、全面地学习好经络学说，高老根据自己从事中医针灸临床科研工作 30 多年和中医针灸教学工作 20 多年来的体会，研究设计了一套经络模型的制作方案，经过多方的努力，克服了种种困难，在学院领导的大力支持下，终于制成了一套配合经络学教学用的直观的经络模型，共计 16 具。其中十二经络的各同名经络制为 1 具，计 12 具（同名经络，是指手太阴经脉，手太阴经别，手太阴经筋，手太阴别络，其经脉、经别、经筋、别络的名称都叫手太阴，故称同名经络，余类推。），奇经八脉，分为督脉、带脉 1 具，任脉、冲脉 1 具，阴、阳维脉 1 具，阴、阳跷脉 1 具，计 4 具，合计 16 具。本套经络模型（彩色立体 16 具），经专家组评审后，1989 年获省教委省级优秀教学成果二等奖，被学院评为优秀教学成果奖特等奖。目前，经络模型全套 16 具，陈列在针灸推拿系的针灸示教室中，供学生和中外来宾学习和参观。

20 世纪 60 年代初，当时浙江中医学院成立了对外开放的中医门诊部，针灸教研室的教师兼针灸科医师，每位教师每周参加三个半天门诊，从事针灸临床工作，为病人服务。受益于此，高老研究学术理论的同时，又从事临床实践，在实践中不断检验中医针灸理论，理论联系实际，不断地提高临床工作能力和业务水平，从此实现医教结合。

高老认为中医要获得学术界的认可，要在科学界立足，自己必须要有科研精神，要严谨做研究。高老在临床实践中，不断对经验进行总结，对疑难病例进行分析，肯于钻研，敢于攻难点。高老认为针灸要体现自己的价值，必须敢于对急症、重症下手。高老常说经络有"决死生，处百病，调虚实"的重大作用，是气血运行通路。血气者，人之神，是生命活动的物质基础。现代研究表明，针灸对人体各系统脏器组织功能具有良好的调整作用，尤其是对神经、循环、内分泌、免疫系统的功能，可使失常者趋向正常。故针灸的适应证是比较广的。但高老指出："当时的实际情况，还是针灸科对可治之病不收治的为多。"为了扩大针灸的治疗范围，拿下急症、重症等有分量的疾病，高老开展了一系列研究。高老博采众方，集各家之长，带领着整个科研团队、各位同道一起辛苦付出、积极探索，取得了一系列可喜的成果。其中，高老对针灸治疗心脏病的研究最为深入，成果最为突出。

心为一身之主，不发病还好，发起病来可能会要人命，心脏的一些病症多以西医治疗为主。但高老翻阅历代医书，发现古代先贤早已对心脏相关病症进行了详细论述，积累了诸多经验。《黄帝内经》中虽无心悸、惊悸、怔忡等病名的记述，但对心病的表现已有明确的记述。《灵枢·经脉》曰："胃足阳明之脉……闻木声则惕然而惊，心欲动""心主手厥阴心包络之脉……甚则胸胁支满，心中憺憺大动""肾足少阴之脉……心如悬，若饥状，气不足，则善恐，心惕惕，如人将捕之"。《素问·举痛论》曰："惊则心无所倚，神无所归，虑无所定，故气乱矣。"《针灸甲乙经》《备急千金要方》《外台秘要》《诸病源候论》《圣济总录》《针灸资生经》《针灸大成》等著作，对心病的病因病机、辨证论治、针灸选穴处方等内容均有记述。心悸，其病位在心脏。心主血脉，开窍于舌，与心脏有联系的经络有心经、心包经、小肠经、胃经、脾经、膀胱经、肾经、肝经、胆经、督脉、任脉，辨证当详察病因、性质，尤需注意脉象，舌诊。《针灸甲乙经》曰："心痛善悲，厥逆，悬心如饥之状，心憺憺而惊，大陵及间使主之，心憺憺而善惊恐，心悲，内关主之。"《千金要方》曰："巨阙、间使主胸中憺憺""通里主卒痛烦心，心中懊憹，数欠频伸，心下悸悲恐""肾俞、复溜、大陵、云门主心痛如悬""然谷主心如悬，少气不足以息"。《外台秘要》曰："神门，灸三壮，主心痛数噫，恐悸，悸气不足，喘逆""通里，灸三壮，主心下悸""曲泽，灸三壮，

浙江中医临床名家·高镇五

主心痛，心下憺憺然喜惊""然谷，灸三壮，主心如悬……心惕惕恐如人将捕之"。可用艾条温和灸法，或配合雀啄灸法代替艾炷灸，或隔药饼灸法。《针灸大成·卷七》曰："液门，主惊悸""天井，主心胸痛惊悸""百会，主惊悸健忘"。《针灸大成·卷八》曰："心风，心俞（灸）中脘""心惊恐：曲泽、天井、灵道、神门、大陵、鱼际、二间、液门、少冲、百会、厉兑、通谷、巨阙、章门"。高老通过通读历代医书，加上临床上的经验、教训，逐步摸索出一套有关心脏诸症的针灸诊疗思路。

高老带领研究团队及志同道合的同事做了大量针灸治疗心脏病的工作，列举如下。

（1）与虞孝贞、沈爱学、包黎恩、林秀春、张淑华等研究针刺纠正心律失常的临床疗效，病例共46例。男性29例，女性17例。年龄21～30岁8例，31～40岁13例，41～50岁14例，51～60岁9例，61岁以上2例。职业以工人占多数，教师、学生、技术员均有。疗效以激动起源失常者为佳。激动传导异常者，自觉症状虽有改善，但心电图未明显改变，故均属无效。所有有效病例中，疗程最短者针治2次，最长者针治14次。46例的总有效率为87%。

（2）与虞孝贞、沈爱学、邱继华、包黎恩、林秀春、胡忠根等研究针刺治疗期前收缩，观察针刺治疗期前收缩的疗效。其中显效23例，有效13例，无效6例，恶化无，有效率为85.7%。疗效与病程长短相关，一般病程短效佳，病程长效差。无效的6例中，病程5年以上者就占4例。观察到的针刺效应如下：①即时生效：针治留针过程或出针后，病人自觉症状即明显减轻或消失，脉象、心脏听诊、心电图复查明显好转或正常，计8例，占有效病例的22%。②逐渐生效：开始针治时疗效不明显，随着针治次数的递增，病情渐渐好转。持续发作转为间歇发作，间歇发作次数逐渐减少，发作时间逐渐缩短，发作程度逐渐减轻，多数患者期前收缩消失。计28例，占有效病例的78%。

（3）与虞孝贞、沈爱学、包黎恩、林秀春、邱继华、王樟连、胡忠根、张淑华等研究针灸治疗窦性心动过缓，共观察54例窦性心动过缓患者。经针灸治疗后，疗效显著35例，有效12例，无效7例。总有效率为87%。无效的原因，主要与病程过长（已患病10年以上）、年老体衰、伴传导阻滞等有关。收效形式，以逐渐生效为主，随着针灸次数的积累，疗效不断地提高，病情渐趋稳定。

（4）与虞孝贞、沈爱学、包黎恩、邱继华、林秀春、王樟连、胡忠根、张淑华等教师同事合作研究针灸治疗心律失常 220 例。心律失常可分激动起源失常和激动传导异常两类。220 例中，激动起源失常计 198 例，其中显效 122 例，好转 50 例，无效 26 例。总有效率为 86.9%。激动传导异常计 22 例，其中显效 2 例，好转 2 例，无效 18 例，有效率为 18.2%。$P < 0.01$，两者差异有非常显著意义。从病程分析，198 例激动起源失常患者，发病在 3 年以下者计 107 例，其中显效和好转 102 例，无效 5 例，有效率为 95.3%。发病 4～5 年者 47 例，显效和好转 42 例，无效 5 例，有效率为 89.4%。发病 5 年以上至 20 年者 44 例，显效和好转 28 例，无效 16 例，有效率为 63.6%。$P < 0.01$，差异有非常显著意义。从年龄分析，198 例激动起源失常患者，年龄在 50 岁以下者计 136 例，其中显效 98 例，好转 30 例，无效 8 例，有效率为 94.1%。年龄在 51 岁以上者计 62 例，其中显效 24 例，好转 20 例，无效 18 例，有效率为 71.0%。$P < 0.05$，差异有显著意义。

（5）与杨丹红、王樟连、沈玲革等合作研究针灸治疗冠心病。结果发现：①针灸治疗心绞痛有效计 56 例，有效率为 76.8%。②心悸有效计 70 例，有效率为 80%；气短有效 55 例，有效率为 87.3%；头晕有效计 36 例，有效率为 75%。③ 80 例冠心病，中医辨证分型的有效率为 80%。④心电图有效率：45 例 ST-T 改变（冠脉供血不足）的有效率为 70%；74 例激动起源失常，有效率为 70.3%；16 例激动传导异常，疗效较差。⑤血脂各项指标：总胆固醇（TC）、三酰甘油（TG）、低密度脂蛋白胆固醇（LDL-Ch）、LDL-Ch/HDL-Ch 值等有明显降低，高密度脂蛋白胆固醇（HDL-Ch）、HDL-Ch/TC 值明显上升，统计学处理有显著性差异。⑥超声心动图：每搏射血量、射血指数、射血分数、小轴缩短率、左室后壁振幅等指标均有明显改善，统计学处理有显著性差异。而心排血量、心脏指数改善不明显，统计学处理无显著性差异。本研究表明针灸治疗冠心病，提高心功能，确有疗效，从而对预防心肌梗死，也发挥了有益的作用。

1979 年高老与安徽中医学院罗庆道教授合作，汇译《黄帝内经》腧穴主治，既可帮助了解腧穴主治渊源，开展腧穴史研究，又使《黄帝内经》腧穴相关理论为针灸临床防治疾病服务，为社会主义现代化建设伟大事业服务。《黄帝内经》是中医针灸学最早的有关腧穴的文献。该文将《黄帝内经》中有比较明确主治证的腧穴进行了汇译。按十二经脉顺序计：肺经 9 穴，大肠经 9 穴，胃经 15 穴，脾经 7 穴，心经 3 穴，小肠经 4 穴，膀胱经 30 穴，肾经 9 穴，心包经 5 穴，三焦经 10 穴，胆经 16 穴，肝经 6 穴，任脉经 10 穴，督脉经 11 穴，共计 144 穴。有单穴主治外，有数穴组方主治，还有先取某某穴治疗，如果效不佳，再加某穴治疗等。一个穴位的作用力不足，几个穴配合组方则作用力增强，增加穴位可增强作用力，穴位配伍组方亦是针灸学重要内容。

高老出生于医学世家，自幼接受良好的医学教育，其父的亲自指导，促其快速成长。后遇针灸启蒙导师承淡安教授，使其对针灸、经络有了系统的认识，又接受西医学基础知识的多次培训和基层医疗实践，思想开明的他也对现代科研方法进行了一定的学习。其后，遍访各地名师，集各家之长，学术思想逐步积累并付之于实践，形成高氏独具特色的中医针灸诊疗思想。

第三章

声 名 鹊 起

第一节　筹建医所，大展身手

　　1950年上半年，余姚县中医师公会改组为中医师协会，高老父亲的两个旧交一个是张春阳，一个是赵丙辰，他们参加了协会筹备工作。高父在余姚住的时候，他们是朋友。他们原先打算叫高父去做县中医师协会的执行委员，但因高父胃溃疡引起大吐血，身体上吃不消，后来就叫高老去了。高老当时还是县协会执行委员兼逍林区支会的副主任委员。1950年8月1日，逍林诊疗所正式成立。诊疗所成立的时候，诊所有六个医师。其中陈志豪医师和蔡桐柏医师，是内科医师，毕业于上海中医专门学校，他们俩年纪都比高老大出许多。高老那个时候年仅24岁，他们两个都大概40多岁了。还有一个眼科医生，也是逍林人，姓孙，叫孙翼丞。还有来自高家村的高文钦、高统和医师，两个针灸医师，再加上高老，那时候高老还是做自己擅长的内科医师，整个诊所加起来共六个人。

　　当时在逍林诊疗所上班的医师们，每天只能走路，早出晚归，每次都要走10余里路，长达一个多小时。因为没有公共交通工具，再加上一路上都是石板或者石子路，路面高高低低，脚踏车也不好骑，大家都只能走路。那个时候高老才二十几岁，现在回过头想起当年的艰辛，高老只是用了一句"年纪轻没关系"就轻轻带过了。逍林诊疗所是集体经济性质的，大家都是没有公家补助的，是多赚多得，少赚少得。当时在诊疗所工作，高老还承担了一些公共卫生工作，比如打预防针、种牛痘等，甚至还有抗美援朝志愿军的体检。原本负责这个体检工作的医生是县里面派来的，因为抗美援朝的时候，年轻人参加志愿军比较多，上面县里派来的医生少，参军的人比较多，县里要求逍林诊疗所的医生协助。协助时，分配给高老的工作就是搭脉。当时条件可想而知，不像现在还要做 X 线检查。那个时候有抗美援朝反细菌战，主要打霍乱预防针。除此之外，还要给群众大力宣传，不要喝生水，一定要喝烧开的水。霍乱这个病，细菌在水里，水一定要烧开。当时余姚地区没有发现细菌，余姚人也没有发现发病的情况，但高老说不管怎样，预防总归是要预防的。

诊疗所除了日常的诊疗工作，还要为周边偏远山村的百姓服务。当时高老和另外两个针灸医生，三个年轻人一起跑得最多。年纪大点的几位医生，就主要负责管理诊所内部的事情。高老三人一行到偏远的山区做巡回医疗，这个巡回医疗是定时定点的。三个年轻人自己安排好任务，比如你这星期到这个村，下星期到那个村，定好具体时间、地点。这样当地的群众就知道哪一天我们诊疗的医生外出去他们那里看病，他们看病也方便多了。巡回医疗的目的主要就是便利群众看病。当时发病最多的还是呼吸系统、消化系统的疾病，当然还有关节方面的疾病，比如腰痛、肩周炎等。除此之外，还有风湿、扭伤、震伤，遇到这类疾病，针灸、拔火罐是最适合的。

逍林诊疗所一个星期有半天的业务学习，这是陈志豪医师提出来的。每个医生轮流讲，包括了外科、内科、针灸科等，每个医生轮流谈谈自己常见病的治疗方法，以及常用的药。比如针灸科就讲，常用的穴位，怎么取穴，治疗什么疾病。当时农村里缺医少药，针灸能治疗的病最多。像高老开的一些内科常用的中成药，虽然开了药方，但是不方便购买。眼科医生，经常遇到眼睛感染，就和大家一起讨论如何内外结合治疗，提高疗效。比如沙眼要用什么眼药水，红眼病用什么眼药水。因为农村红眼病比较多，这与当时的卫生条件有关系。外科医生碰到一些常见的皮肤病，大家也会讨论一些比较简单实用的方法。高老当时给患者看病，遇到普通的疾病，能针灸治好的就让病人去针灸。因为隔壁就是专门针灸的诊室。针灸科的医生也一样，要看内科开药方，就介绍病人到高老这边。

通过巡回诊疗，高老感觉到，群众需要医生下到基层去。对于这一点，高老是体会最深的，也反复强调。因为定时定点，当地群众早早就会在那边排队等着了。农民最宝贵的是时间，他们要劳动的。花费时间去看病，他们劳动就会受影响。所以高老觉得巡回医疗受他们欢迎最主要的原因是节约了时间，也节约了费用，毕竟当时老百姓手头并不宽裕。有的人真的是非常困难，村长讲一句，妇女会主任讲一句，几个年轻的医生就不收费了。

之后因为成立了区公立卫生所，逍林诊疗所的业务就减少了。1952 年 11 月到 1953 年 1 月，高老当时去参加进修，刚好是冬天，冬天农村的病人很少。蔡桐柏、孙翼丞两位年纪比较大的医师来诊疗所上班，但是病人也很少。渐渐地，他们两个医师就不来诊所看病了。高老到余姚进修后就这样维持了一个多月，大家伙儿就各自散开了。另外，在家里面，高老父亲患有胃溃疡和高血压，也需要他去帮助。而高文钦医师的父亲年纪比高父还要大，两个年轻人家里都有年迈的长辈，就索性回去协助父亲。

第二节　再造回炉，勤炼针经

1952 年 11 月，高老和高文钦、高统和医师三个人参加了余姚县人民政府卫生科举办的中医进修班，进修班时间规定共三个月。当时一起学习的学生总共有五十几个，学生的年龄差距还是蛮大的，最小的二十几岁，年纪大的有五十几岁。班里同学选举高老做生活委员，后来学生会组委又选高老做组织委员，大家各司其职。进修班的学习课程主要包括社会科学、组织解剖学、生理学、细菌寄生虫学、药物学、传染病学、法定传染病学、急救学、公共卫生学等。授课的老师有县阳明医院、县卫生院的临床医师，经验丰富，讲授理论联系实际，水平很高，高老说对提高自己的政治和业务水平，帮助很大。当时为什么要举办这个班，卫生科领导没有明确告诉高老。高老自己体会，主要是提高他们三个年轻中医师解剖生理基础知识，尤其是对传染病的理解。后来领导才告之高老，让他们几个年轻人要学会写传染病病例报告，万一以后发现传染病可以及时作传染病汇报，这样卫生科也可以及时做好传染病防治和公共卫生服务工作。1953 年 2 月进修结束。因逍林诊疗所已停办，高老就仍在家襄助父亲开业应诊。

1953 年 7 月，高老被余姚县卫生科介绍去杭州的浙江省中医进修学校参加第一期中医进修班，学习至 1954 年 1 月底结业。这是高老第一次来杭州，从余姚的乡下出发，坐了四五个小时的长途汽车到杭州。余姚这边就高老一人。浙江省委下面的中医进修学校，当时校址在保俶路，其本身就是浙江省省委干部的学校，一个学校两块牌子。高老的校长是长征干部李仕毅。进修班一共招了 120 个学生，分甲、乙两个班，高老被分到甲班，还让他做了班长。他的班主任叫陈际隆。这种形式的进修班其实最初是北京那边先办起来的，办的是全国中医进修班，办好之后各省都要办，有点类似现在的试点。当时请浙江医学院及其附属医院的高年资教师和省市级名中医来浙江省中医进修学校当老师，他们都是杭州人，教学水平、临床经验都很好。学习内容包括政治、解剖学、生理学、病理学、药理学、细菌寄生学、传染病学、内科学、中医学术研究、针灸正骨等课程，还有巴甫洛夫学说专题报告，以及参观寄生虫标本、人体内脏病理标本等。有些内容虽已学习过，温故知新，有新的提高，不少内容是第一次学习，收获更大。有这样难得的进修机会，高老抓紧时间认真地听课，积极参加小组讨论复习，认真参加各门课程考试或考查，每门课的成绩几乎都是名列前茅，当时各位上课老师对高老的印象就非常好。

1954年，校长找高老谈过几次话，鼓励他留在学校做教育工作。但当时高老家里两个兄弟，弟弟长年在外，家里只有他一个儿子了，他心里放心不下年迈的父亲的身体，还是婉言谢绝了王校长的好意。后来我们国家制定了卫生工作的方针以预防为主，面向工农兵，团结中西医，过了几年又加了一条卫生工作必须与群众相结合。那个时候在余姚开中医代表委员会，高老也参加。中央关于中医政策的事情讲得很清楚，就是中西医要团结，要合作，互相学习。简而言之就是中西医并重，这并不仅仅针对行政管理人员，每个医生都要做到。

1954年1月底，高老回家过春节，在家待了两个多月。然后到阳明医院西医内科病房里实习，不是在门诊，主要是在病房。因为西医的诊治很重视病房，病房每收进一个病人，从头至身都观察，饮食医院都要控制，吃什么药也是医院控制的。在医院，医生对病人要系统观察，饮食、药物要控制，生活作息都有时间规定，因此病房很要紧。结业后，学校为使理论结合实践，学以致用，补充中医之不足，因此第一期中医进修班结束之后，学校安排高老到阳明医院去实习，阳明医院的何恭源医师对高老影响很大。他讲话语速慢慢的。他说："医生对待病人讲话一定要稳稳慢慢，态度和气，声音要响又不能太响。这样你讲的话病人才能听得懂，听得清，讲得太快病人就没办法听清楚，听明白……"这是何医师在给高老讲做医生的基本道理。对高老而言，这是种医德，是对病人的爱护，而且是发自内心的。具体业务方面，到了病房要写大病历，高老也学习了什么情况要开化验单，常规和特殊情况要怎么做，用药的剂量、宜忌、服药方法、注意事项、预防过敏反应等，以及查病房的实践知识等。还有什么病需要做X线检查，什么病不需要做，毕竟X线对身体是有损害的。何老师还教高老西医的望、问、触、叩、听，让他印象很深刻。他耐心细致地讲解分析，使大家能理解，能动手操作。通过三个月内科病房的实习，理论结合实践，高老学习掌握了一些西医内科的优点长处，特别是一些危重病救治方法的应用，如静脉输液、大出血病人抢救输血、对呼吸衰竭患者输氧等，都很值得应用，取长补短提高急危重病的抢救水平。实习后，各种常见病用药，包括抗生素、激素、维生素及麻醉药，高老基本都可独立运用。

在实习的过程中，高父的急诊抢救的经历对高老来说有了最真切体会。高父到医院输血后，身体的各个功能慢慢好起来。中医有一句话叫"有形之血，难以速生"，在西医里输血就是速生，输氧也是一样的。高老在内科病房最大的感受之一就是中医和西医二者一定要结和，两样东西都要用。实际上那个时候高老已经把中西医治疗内科病的方法掌握得差不多了，但高老看病还是以中医的中药针灸为主，只有那些中医中药力所不能及的病高老才会用一点西药。因为高老那么多年学下来，实际掌握得比较好的还是中医。

在余姚阳明医院三个月的实习，高老还有意外的收获，就是和他同寝室的外科王医生有时候会拉上他去看几次外科腹腔手术，这是全麻下进行的。这对高老触动很大。消毒环节时候，高老看到外科医生双臂一直浸到肘部进行消毒，护士给病人穿好衣服，戴好帽子，患者渐入麻醉的状态。高老当时心里就想，消毒需要做得这么严格吗？麻醉是护士长掌握的，用碘酒消毒。高老第一次看到显得很紧张，外科医生的操作有几个步骤，手术区皮肤消毒、皮肤切开、血管钳止血、结扎血管、病灶修补（或切除）、粘连分离等，直至缝皮肤，外科医生最怕粘连，好几个人合作，一个外科医师做手术有好几个助手。手术结束，还要为病人不断测量血压，观察呼吸情况、输液、输血等。虽然高老不进修外科，但这段经历也让他增加了不少外科新知识。

1954年余姚县委召开中医代表会，高老参加了会议。县委领导传达了中央的中医政策。政策大意为祖国医药学是优秀宝贵的文化遗产，几千年来为我国人民保健事业，为中华民族繁衍昌盛做出了重要贡献，今天仍是重要的卫生保健力量，在为人民健康服务。对宝贵的医药学遗产，要继承发掘发扬提高。中医药事业要发展，后继有人。中西医要团结，相互学习，更好地为人民健康服务。高老听了县委领导传达的党的中医政策后，心情十分激动，积极表示一定要贯彻党的中医政策，继承发扬祖国医药学，全心全意为人民健康服务。在此期间，高老曾应余姚县医院聘请，任针灸科特约医师，每星期两天，共三个月。

1956 年 2 月，农村合作化高潮到来时，高老家乡的医务人员也纷纷组织起联合诊所。经卫生行政领导批准，匡堰桥头中西医联合诊所应运成立。高父和高老都参加了联合诊所。高老被任命为所长，兼内妇儿科中医师业务。1956 年上半年，余姚县医务工作者协会和中医师协会合并成立县卫生工作者协会，高老被选为副主任委员。

1956 年 8 月下旬，县卫生科介绍高老再次到杭州浙江省中医进修学校第五期中医师资班深造学习，学制一年。因为高老第一期已经进修过了，所以他提议这期是否可以让其他人去，但是卫生科那边说要吸收高老为国家工作人员。高老学成之后回来要在县里做中医方面的进修工作，所以他最后还是去了中医师资班，学完回来做别人的进修老师。第五期中医师资班最大的不同就是学制为一年，分两个学期学习，第一学期是七个月。第一个学期学的全是西医基础课，包括组织解剖学、生理学、病理学、细菌寄生虫学、诊断学、传染病学、内科学等。第二学期学的全是中医课程，包括中国医学史、内经知要、伤寒论、中药学、方剂学、温病学、中医内科学、中医妇科学、中医儿科学、针灸学、骨伤科学、中医各家学说等。和第一期不同的是，第五期系统地加强了中医的内容，且强调中西医课程并重，时间很短，但课程很多。就学员来讲，第五期的学员都是有一定医学基础的，因此对于课程内容的理解比较好。再回想，细菌标本、寄生虫标本（蛔虫等）这些原来他们是没有学过的，杭州的卫生实验室有身体内脏的标本（肝、心、肺等），对这些保存的标本高老印象特别深刻。

在此期间，高老还自学了朱琏的《新针灸学》，其实很早高老就看过这本书的介绍，但是余姚书店没有这本书，高老是在杭州新华书店偶然看到这本书的。这本书由朱德同志题词，董必武同志写序。这是高老在中医西医各种医学类书籍看到的唯一一本由国家领导人朱德同志题词的，所以印象很深，觉得很不一般。书里面讲到针灸是好东西，在药品时代针灸也有其独特的作用，里面的关于解剖的理论知识也给了他启发。这本书除了有经络、穴位、刺灸等内容外，有几幅彩色解剖图谱。这本书在理论方面很注重巴甫洛夫学说，讲兴奋和抑制作用。巴甫洛夫学说课程是浙江医学院朱元醒西医师讲的，提到针灸治病的三个关键：一是刺激的手法；二是刺激的穴位；三是刺激的时机，错过时机效果不好。高老通过实践再三检验觉得应该补充一点——掌握好针灸适应的范围。朱琏重视高级神经调节功能在保持整体统一平衡和病理过程上的主导作用，机体的整体性是神经系统和体液系统维持的。《新针灸学》的治疗篇中的病名全部是西医病名，这为西医医师学习中医提供了方便，为中医的发展做出了贡献。针灸不仅能治中医学的病症，更能治现代化医学的疾病，这的确是一个发展。书内介绍的有传染病、内科各系统疾病、神经科疾病、精神科疾病、产科疾病、小儿科疾病、眼科疾病、耳鼻喉科疾病、口腔疾病、皮肤科疾病等，病种将近 2000 种。医生给病人看病不能增加病人的负担，要依病症合理诊断，安全第一。高老认为一定要掌握好针灸的适应证。举个例子，癌症病人以前会使用哌替啶，现在针灸也能止痛，减轻痛苦，但是癌细胞扩散快，病是治不好的，这也没办法。外科也看不好，化疗的话，全身白细胞会被破坏。《科学 24 小时》里面有篇文章《针灸为何能抗癌》，高老就让研究生去找这篇文章取经验，这本杂志本身也很有名。

1956 年 10 月，高老接到余姚县卫生科通知，告之他已经被吸收为国家医疗机构工作人员，单位是余姚县横河区卫生所。但当时因为响应国家的中医政策，他去杭州参加进修，横河区卫生所的工作一天也没参加，因此高老对于余姚卫生科的领导心里始终感到一丝愧疚，他们这样培养自己，结果却没法回去工作。但高老学习的脚步并没有因此而停留。不久余姚县卫生科来函告知，高老被选为余姚县第二届人民代表大会代表。

第三节 教学相长，院系功臣

1957 年，浙江省中医进修学校办学的地方就在杭州市庆春路。学校的主要建筑有阳明馆、舜水馆、黎洲馆、和平馆、存中馆，前三个馆都是以余姚名人的名字命名。庆春路那边其实是浙江大学的老校址，属于旧地皮。一方面当时很难这么快找到新的地皮，另一方面用旧地皮这样总的面积会更大一点。

当时高老正在第五期中医师资班学习，校领导执意要求高老到第一期针灸医师进修班任教。针灸进修班上课的老师主要是楼百层、黄学龙两位医师。高老起初讲课不多，主要是辅导工作，重点负责晚自习。学生晚自习时候来找高老，探讨医学上遇到的问题，高老主动给学生们解答。有时候学生的问题高老也不能马上回答，他就先记下来，等第二天楼百层医师他们来了请教他们，再给学生们讲。一开始，高老很担忧自己书读得少，做不好教学工作，对不起领导，不敢答应。后来人事科刘德勋科长说："你一个人做临床医生，只有一个人的力量。你在学校做教学工作，大家集体培养出更多的医生，不是力量更大了吗？"高老听了他此番教导，很有感触，就表示同意做教学工作。1957 年 6 月，高老的工作关系从横河区卫生所调到了杭州的浙江省中医进修学校。从此高老由医师转为了教师。

高老刚开始做教学工作时，人事科刘德勋科长和高老说："你刚开始做老师是有困难的，要向老教师或领导请教学习，他们会给你辅导的。"高老的准备工作是老师上课班级的教学计划，他自己必须要熟悉。高老觉得讲针灸等课程的时候要有教学大纲，哪些是重点要分清，里面有讨论题更好，不能只限于一本教材，只限于一本教材会很枯燥，只要和这个课程相关的资料都要参考。像《黄帝内经》等有关针灸的内容，高老都仔细地分析，觉得重要的内容就记下来，充实到备课笔记中去。这样高老上课的时候就不会着急，同学们也有东西可以记，补充书里没有的内容，体会到教学以外的东西。讲到具体的病例的时候，高老最自信了，他会把自己多年的临床心得体会娓娓道来，具体选什么穴位，操作的时候用哪些手法等。这样学生在做实验的时候，清楚方法，就不会慌，大大提高了教学质量。一些新的研究成果高老也会讲，高老常在课余时间翻阅最新出版的杂志。高老特别强调上课讲话一定要清楚，让别人听得懂。写板书要有条理，不能随便，字体要端正。还要有教具，如经络穴位模型、挂图、火罐、穴位注射针、电针等。经络要有挂图，穴位也要有挂图，这样上课的时候，挂图能让同学直观感受。高老边讲边点，便于学生记忆。除了挂图之外还要有模型，比如经络模型。学校领导要求有直观教学，针灸刺法、拔火罐等都要有实验，学生先做了实验后再做操作。解剖教研室里的尸体是教学的最好工具。比如胸部穴位下面是心脏，高老师告诫学生，这个穴位扎下去一定要掌握好深浅，像这样在尸体上演示针灸和穴位，不但形象，学生们也学得快。当时解剖室是借用的，尸体也是，骨头标本也可以借。这些实践教学直接关系学生们在临床工作时的实际操作能力。那时领导也经常告诉高老，要做好人民的先生，先做好人民的学生，做好学生，才能做好先生。教师先要学习好，自己有东西可以讲，自己要有学问。这一点非常重要，不然做不好教师。所以一定要备课，资料要充分，如果讲不完没事，下次接着讲。初涉教育，高老在领导的帮助下，教学水平一直不断提高。在进修班里高老主要教授的课程以针灸课为主，高老自己在这个过程中也很重视理论学习。

后来，学校的中医进修班还在继续办。杭州市区内难以容纳，学校采取师生一起到萧山和富阳的区、乡、镇医疗单位巡回医教实习，就将学生分派出去。进修班的学员原来都是医生，多少都有临床工作经验。按年龄大小和临床经验，能者为师，互相讨论交流学习收获。在这个过程中，当地医院资深医师指导实习，几十名学员分成多个小组，分别安排在县、区、乡镇医院，教师轮流到各个实习地点指导，帮助学员解决一些学习生活方面的困难。当时学校教师很少，去富阳的只有高老一个人，而且每次要去好几个地方，主要就是把学员的困难反馈给单位领导、指导老师。

当时因为人在基层靠近群众（一般大家有病先从基层医院开始看），所以差不多五脏六腑的病高老都接触过。基层医疗单位比较多见的是慢性肺疾病、胃肠道疾病、肝胆疾病、类风湿关节炎、痛风，像偏瘫、小儿麻痹后遗症、癫痫等疑难杂病也都会见到。这些疾病往往难以速愈，治疗时间较长。当时领导说要研究心肌梗死，冠心病等心脏病，听到之后高老也对这方面研究重视起来。当时在富阳人民医院高老亲自治疗了一位患双下肢截瘫的急性脊髓炎患者，是40多岁的男性农民。高老为其针灸治疗15次后，患者基本痊愈，小便通畅，能缓慢行走。这让高老名声大振，一些疑难疾病的患者们纷纷闻讯赶来。

1959年8月，在浙江省中医进修学校的基础上，建立了浙江中医学院。招收中医专业的本科六年制学生。当时进修学校的师资是正规学校转过来的。成立的时候还是老的一批教师。有印象的是何任老院长，潘澄濂老师（原浙江省中医药研究所副所长）、潘国贤老师、马莲湘老师、虞孝贞老师，后来魏康伯老师、林乾良老师、冯鹤鸣老师也来了。1959年，学生有120人，30个学生一个班，一共四个班级。实行六年制，当时中医教学计划是卫生部发下来的。浙江中医学院党支部书记是王纯一同志。1959年9月，上级任命余承勋同志与何任同志为副院长。史沛棠老师是浙江省中医药研究所所长兼中医学院的代理院长，平常他在中医药研究所上班，学校比较少来，但第五期师资进修班的内经知要是他讲授的。后来学校领导陆续过来，詹启苏老师也调过来做教务长。学院成立之后，新的老师慢慢调进来，一步步增加的，既有中医老师，也有西医老师。

浙江中医学院的建立是全国统一布置的，最早是上海、北京、重庆、成都四个老的中医学院，南京是后来加上去的，其他省也基本都是1959年成立的。第一届本科生是六年制，这主要是课程决定的（课程比较多）。浙江医学院的医疗系是五年制，而我们是六年制，最主要的是学习中医不但要学习中医课，还必须学习一些西医基础课，像解剖生理课、细菌寄生虫等。课程多，时间就不足，所以就是六年制了。学生要能运用中西医两种知识诊断、分析病因、病机与病理，做到辨病与辨证相结合。治病则以中药、针灸推拿等方法和技术为主，急诊抢救就用中西两种医治方法结合起来。这一点是新一代中医与老一代中医相比较最明显的不同。利用现代科学方法发掘中医药学宝贵遗产，使之更好地为人民健康服务。

1957年暑假，虞孝贞老师结束了第五期培训，留校工作。因此在浙江中医学院成立初期，针灸教研组只有高老和虞孝贞老师两个人。原来只有中医教研组，后来老师们陆续被招进来，教研组才渐渐多起来了。学院建立之初除了针灸教研组还有中医基础教研组、中药教研组、方剂教研组、内科教研组、妇科教研组、儿科教研组、骨伤科教研组等。有些教研组老师少，建立迟一点，有些教研组老师多，建立早一点。解剖和生理教研组建立比较早，针灸教研组大约在20世纪60年代初成立，高老当时当选为教研组组长。

当时的教材是全国统一的，四个老牌中医学校是1956年建立的，他们的教材就是后来全国统一的教材（因为让新成立的中医学校自己编教材比较困难），后来才有补充教材内容。但医学的东西更新很快，一些医学杂志发表的文章都是比较新的，新研究出来的成果也是要重视的。高老觉得像《针灸为什么能抗癌》是一篇很新的文章，抗癌的理论都是非常超前的。原来癌症属于禁忌范围的，新的发表的文章有新的见解，能够启发人，开拓大家的思路。比如《中国针灸杂志》《科学24小时》，高老一直订阅着，没有停过。除了医学杂志，学术会议也是提高针灸水平的一种方式，像中医内科学术会议、妇产科学术会议、儿科外科学术会议、针灸学术会议。针灸研究学会每一个委员做临床、做分析、做研究一年到头交一篇文章，每篇文章的题目都不一样。在学会里互相学习，互相交流，互相提高，这些都是比较好的方式。高老认为做老师不能完全只把教材里的内容讲一讲，这样就把范围框死了。举个例子，高老上课的时候有时会把中医杂志某年某月第几期谁发表了一篇什么样的文章，是哪个单位的，介绍给学生，学生也非常乐于听到最新的研究进展，真正做到了"温故而知新"。当时，在学校的图书馆和阅览室里都有很多杂志，高老编写教材都会参考杂志、学报，把一些好的教材资料当作蓝本。高老课余的时间几乎都会待在那里，查阅最新的研究进展。

20世纪60年代初，学院成立了对外开放的中医门诊部，门诊部有学院各个教研组的教授兼相关门诊科室的医师。针灸教研室的教授兼针灸科医师，每位教授每周参加三个半天门诊，从事针灸临床工作，为病人服务。既研究学术理论，又从事临床实践，在实践中不断检验中医针灸理论，理论联系实际，不断地提高临床工作能力和业务水平，实现医教结合。其实，高老1957年刚调到学校的时候，基本只做单纯的理论教育工作，几乎没有机会看病，学校也没有专门的门诊部和实践基地。高老就是上课、做辅导工作，做经络图表、模型，备课，只负责教育。比高老年纪大的潘国贤老师、马莲湘老师做了教育工作之后都不看病了。他们提出来高老再这样不实践，只教理论，等吃完了老本就没新的东西可以讲了，看病就不灵了。他们这样讲，领导们也有相同的感觉。高老他们也了解了兄弟学校的情况，上海和南京的中医学校里面很多老师参加工作之后脱离了实践工作，老师们讲出来的内容是陈货，新的实践经验讲不出来，不灵活了。学院的老院长也是做医生的，他觉得长时间不看病确实不行。后来校领导向杭州市卫生局登记办门诊，门诊一个外面的医生也没有，全是任课老师看病。门诊没有单独编制，中医内科教研组看内科门诊，妇科教研组看妇科的门诊，主要是教育为主，门诊时间很少，但也不能太少，因此定为一周三个半天。针灸科只有两个老师，也是每人一周三个半天时间看病。刚开始看病的人不是很多，刚刚建立病人也不了解，后来老师慢慢多起来，就慢慢发展起来。楼百层医师也加入了这个门诊部。教师参加门诊，使理论联系实际，提高教师临床经验，也就是提高教师水平，以提高教学质量。门诊部也是学生见习、实习基地，上课的老师带教实习，理论同实践结合，学生反映都比较好。大家也逐渐感受到这个门诊部建立的好处，任课老师和见习学生在看病的过程中多多少少能获得一些经验。病人对教授从事医疗工作，表示信任，要求也比较高。这促使老师们更严谨地要求自己，更好地做好本职工作，不辜负病人的期望。

中医学院办学伊始，教学设施，从无到有，除有全国统编教材外，还需自编补充讲义教材、辅导资料，需有直观教学教具设置，除市场上能购买到的针具、灸具、火罐、电针、穴位注射工具、十四经穴小模型、仿制铜人模型等外，高老还自己设计绘制了经络、腧穴等挂图，上课示教用。还专门设计、制作了一套立体彩色经络模型，共16具，为学生学习经络学说用，以提高教学效果。同时建设了一间针灸陈列室，供学生学习参观。

1961年高老加入了中国共产党。"文革"前曾任浙江中医学院教授支部副书记。"文革"开始，学院党委即瘫痪，支部工作也停止。直至"文革"后期，1974年后学院党委工作恢复，学院中医系成立了总支，高老曾任中医系总支委员。

浙江中医临床名家·高镇五

20 世纪 60 年代，学院第一次同浙江医科大学（简称医大）合并，原学院成为浙江医科大学中医学院。高老除做好学院的针灸教学工作外，还兼顾医大医疗系的针灸教学任务，为医大 1963 ～ 1968 届 6 个年级学生讲针灸课。在此期间，医大举办了短期西医学习中医学习班，医大本部和各附属医院的西医师轮流参加学习，连续办了数期，由中医学院中医教授讲课，学院成立了临时西学中班教学小组，高老任副组长。

　　20 世纪 60 年代后期，中医学院革委会成立。1969 年下半年，学院领导带领全院师生到嵊县三界区接受"再教育"，开展巡回医疗。高老诊治的病人较多，诊治的疾病有风湿痛、腰腿痛、肩痹、胃肠病、咳嗽、外感伤风等，也有疑难病，如类风湿关节炎、强直性脊柱炎、聋哑等。高老深深感悟到，学校教学应该多为农村培养留得住，会用中、西医两种方法的全科医生。1969 年底，高老与其他大约 20 名干部、教授，抽调到省革宣队，到青田县高湖公社住村工作，同省农科院干部在一起。当群众知道老师们是浙江中医学院的教授，是会治病的医生时，来找他们治病的群众渐渐增多。高老接治了很多常见病，也有癫痫、小儿脑性瘫痪等疑难杂病。经治疗后获得了不同程度的疗效，受到群众一致好评。到 1970 年暑假前，在青田工作半年后结束返杭。不久，中医学院第二次并入浙江医科大学，学院和门诊部都撤销。

第四节　著书立作，终扬美名

　　暑假结束，新学期开始，高老到浙江医科大学本部上班，同时每周三个上午在学校附属第一医院（浙江医科大学附属第一医院）针灸科参加门诊。与浙江医科大学合并后，针灸教研组与理疗科合并在一起，高老任副组长。后单独成立了新针灸疗法教学小组，高老被任命为组长。不久学校开展教材改革，因为高老是新针灸疗法教学小组的负责人，高老就接受了教材改革的任务。当时学校各个教学小组都一起在学校里开会，会中主要讨论教材改革。这次教材改革也不是学校里发起的，据说各个学校都要进行教材改革。会后，高老自己考虑良久到底要怎么改。因为教材改革的主题是要中西医融合、结合，总的精神是创造新医药学。中医的传统教学内容渗入到西医学中去，使之成为中西医结合的教材。针灸学传统的教材加入与针灸学密切相关的西医解剖学等内容，包括穴位同解剖学的关系，学习穴位时结合学习穴位部位的解剖内容，这样可以正确地进行刺灸操作，不会刺伤人体重要的脏器组织，避免意外事故。

高老的教学小组里，中医、西医都有，高老再三考虑《新针灸学》是朱琏编的，书里就有彩色图，然而这个彩色图不够完全，高老认为这个图还有许多内容可以充实提高。比如讲，骨头外面就是神经、血管、肌肉。那这个神经、血管部位在哪里，在哪个肌层，《新针灸学》的图上没有画。神经、血管都飘着，具体位置不清楚。高老跟学校的解剖老师魏培森一起讨论、商量。他们画，就是把神经、血管和肌层中的肌缝画出来。高老要求肌肉也要分层的，要在《新针灸学》的基础上进一步发展，学校的解剖老师都认为这个是对的。因为大家学习过《新针灸学》之后，根据针灸治病时候的实际情况，究竟这个神经、血管具体位置在哪里，同学们也不清楚，这是一个原因。第二个原因是因为一个案例，有位患者坐骨神经被刺伤了。因为针太粗，太长，扎到坐骨神经，刺伤了，这个当然是个医疗意外。还有的用针灸治疗急性阑尾炎，由于医生对解剖不是很熟悉，扎了之后引起腹膜炎。这些情况高老都有所了解。另外，高老还听到一件事：一个病人一侧气胸扎了针灸，病人差点丢了性命，因为两侧气胸要死人的。这种事情，也说明了一个问题：我们扎针灸的，学解剖非常重要。因为我们医病的医生，第一要紧的是安全。我们要保证病人的安全也不要给他们额外增加病痛，不要给病人加上新的病痛，这是将心比心。

高老上课的时候给同学们反复地讲："一定要把安全摆在第一位。"所以高老这个意见，得到学校领导的支持。那个时候浙江医科大学党的核心小组领导认为要支持高老的工作。教务处的领导、教学小组的老师也支持。

高老向医大领导汇报时讲到这样一个事情。因为准备做这个解剖图谱，要画彩色的，黑白的看不清，彩色的看得清，图谱是要有层次的。内脏，包括头颈这种部位，要紧的部位，都要一层一层。我们的解剖老师有一个是学校的处级中层干部，当时是教育改革领导小组的领导，大力支持高老的工作。他推荐一个解剖老师，是原来浙江医学院的院长。医大下面有一个画图小组，专门负责画图的，高老跟画图小组联系，他们说："高老师，您这个图我们吃不消，这个图要求太高了。"他们建议去美术学院，去请他们的老师。于是高老就向医大领导汇报，也向教育改革小组里的领导汇报。他们带着医大的介绍信，一起到浙江美术学院。浙江美术学院方面很爽快，大力支持。因为那个时候是"文化大革命"期间，学校并没有开课。他们说："好的，反正我们没有上课，老师方面，你们有什么要求，我们会派两个。你们什么时候需要，我们就来。"浙江美术学院先后派邓白等三位教授配合画针灸解剖图稿。后来出现一个问题，这个教材学校里没有办法印刷。教材一般都是学校自己印刷的。这个图画出来，一定要出版社出版，只有出版社有这个设备条件。高老跟唐乙批老师两人带了介绍信到出版社去联系。他俩到出版社找到领导，他们讲："现在还有你们这种人会联系出书，我们现在是没有人联系出书了。你们联系出书，你们写好了，我们一定给你们出书的。"那个时候是非常时期，没有人去联系出书的，这是我们的机会，高老暗自庆幸。出版社有一个负责中医出版的编辑，他经常来看高老他们的图谱。那么出版问题也解决了，画图的问题也解决了。当时的老院长也参加了，高老得到了各方面的大力支持。这样就开始画了，因为画图，要到图书馆里借图谱。因为如果空手，一点也没有参考，是画不出来的。图书馆里，有彩色的解剖图，有局部解剖图，国产的很少，都是进口的解剖彩色图。借来之后，画图的老师可以作参考。图谱里有四层：皮肤层、浅表层、最浅层、最深层。这个要求是比较细致的。画图很艰难，解剖的人不懂画图，画图的人不懂解剖。简单举个例子，图画好了，解剖老师来看：你这个血管太粗了，你这血管太弯了。这个神经要挺的，要直的，不能有一点弯的。解剖老师这样子讲，美术老师不懂。一个上肢的图，画了三个月，还没有画完。这个叫作"事非经过不知难"。高老也第一次画这种图，没有什么经验。高老只知道经络、穴位，解剖的东西要解剖老师把关。美术老师画图，解剖老师点头说正确的，那就通过了。解剖老师说这个位置不行，这个太粗，这个太细，那么也没办法的。针灸教研小组里就是魏培森老师来负责。魏培森那个时候是讲师，另外请来的都是教授。做实际工作，讲师比教授好，年轻，脑子清楚。解剖教授比较忙，画好图了，他们才来看看，魏培森老师的好处在于他一天到晚是和高老他们在一起的。画图的人来了，他都在的，有什么问题，随时看，随时画。因为两个解剖教授不是在一起的，一张图画结束了，叫他们来看看、审查，比较麻烦。后来，以魏培森老师为主，另两个教授因为年纪大，精力有限，就只负责指导。魏培森老师来负责，画图就很快了。他给画图的人仔细讲，比如这个神经、血管该往哪里，这个不可以弯的，这个要比那个细的，这个要比那个粗，这个肌肉位置是怎么样的。仔细讲了，画图的人心里也比较有把握，因为讲仔细了，错的地方少了。这样一张一张地画，画了三年多。经络和穴位，全部由高老一人完成描绘与定穴。虞孝贞老师参加核对工作。后来出版社的人看到这个图，确实比较满意。魏培森老师也有个建议，他说："这个图除了在教材里用，可以单独出两本图谱。"这个是很好的图，后来出版社也同意了，既在教材里用，又是图谱，这样切合实用，一图两用。因此除单独出版一本图谱外，按原计划教材改革的设想，将40余幅彩图编入《新针灸学》教材中。后来两本《针灸解剖学图谱》出来了，《新针灸学》也出书了。浙江人民出版社于1974年12月先出版了《针灸解剖学图谱》，后由浙江科学技术出版社出版了《新针灸学》。《新针灸学》是高老主编的，当时正是两校合并的时候，但出版时两校分开，所以图谱里面是浙江医科大学、浙江中医学院两块牌子，假如没有分开，这个图谱上写的单位只有浙江医科大学，没有浙江中医学院。《针灸解剖学图谱》就印了一次，没有再版过。《针灸解剖学图谱》获1979年浙江省科学大会科技先进成果三等奖。

1974年下半年，中医学院划出浙江医科大学单独重建，高老回中医学院任教，为针灸教研室负责人，中医门诊部也恢复，高老就在门诊部针灸科出门诊。学院当时招收三年制工农兵大学生。1977年恢复高考，学院开始招收中医本科学生。从此学院工作渐渐正常发展。针刺麻醉研究在外科临床成功使用后，国家重视针麻理论原理研究，其中经络学说是研究的重点之一，高老当时依据实际条件，开展"经穴－脏腑相关"的临床观察研究工作，重点观察"经穴－心脏相关"。主要工作是针灸循经取穴治疗心律失常、冠心病的临床观察，结果疗效良好。实践表明中医经络学说具有针灸治病指导价值，应该继承发扬，为人民防治疾病服务。同时也表明心律失常、冠心病可以作为针灸治疗的适应证。省卫生厅将省针麻办公室设在学院科研处，高老兼针麻方面的一些工作，主要同各大医院开展针麻工作的麻醉科医师共同研究讨论关于针麻手术选穴、针刺手法、电针使用方面的一些问题，以求不断提高针麻效果。浙江医科大学附属第一医院胸外科石华玉教授曾请楼百层医师与高老二人，协助其开展胸外科手术的针刺麻醉，高老应邀参加此工作。

1978年秋，卫生部在江西庐山召开全国针灸研究工作会议，高老出席了会议，高老的论文《一个可自疗的穴位——甲根穴》在会上进行了交流，参加此会的北京《赤脚医生杂志》主编，认为该方法简便有用易学，值得推广，推荐在1979年2月的《赤脚医生杂志》上刊登。这次会议是为1979年下半年在北京召开全国针灸针麻学术讨论会做准备。会议结束后，高老积极准备《针刺纠正心律失常的临床观察》一文，制作了典型病例的心电图幻灯片。

1979年5月中旬，中华中医学会第一次代表大会在北京召开，高老是出席大会的浙江省中医代表团的七名代表之一，参加了全国中医代表会议和学术交流会，会上成立了全国中医药学会及针灸学会（二级学会），高老被选为全国针灸学会第一届委员会委员。后又参加了在北京召开的全国针灸针麻学术讨论会，在会上宣读了《针刺纠正心律失常的临床观察》，并放映了相关的幻灯片。11月，浙江省召开全省中医代表会议，会上成立了浙江省中医学会和针灸分会，高老被选为省中医学会常务理事，省针灸学会副主任委员兼学术组长，后来担任了针灸学会主任委员。

改革开放后，学院开始招收外国留学生，以来学习针灸者为多，高老带教过美国、德国、朝鲜、澳大利亚、奥地利等多国的学针灸的留学生。

20世纪80年代，浙江中医学院有了针灸学硕士学位授予权，高老是针灸学硕士生导师之一，共计招收硕士生十二名。研究方向是经穴－脏腑相关，这是根据经络内联脏腑、外络肢节的理论。疾病经针灸治疗后的痊愈、显效、有效，都表明经络理论、刺灸技法有实际指导应用价值，应该继承应用。实际上近年国际医学界兴起了针灸热，许多国家的针灸医生，都在学习研究中医的经络腧穴，运用经络腧穴指导针灸临床防治疾病，取得良好疗效。身处中医针灸发祥地，我们更应继承发扬这份宝贵的医学遗产，不断地研究提高，更好地为人民健康服务。

1982年卫生部、教育部联合发布《切实加强针灸教育，大力培养针灸人才的意见》：有条件的中医学院，经省、市、自治区人民政府同意，报教育部批准，可以建立针灸学专业，或办针灸学院。培养具有较深中医基础理论和诊疗技术的针灸医师。学院领导非常重视针灸专业的建设，高老被任命为学院针灸专业筹备组组长，针灸专业负责人。高老筹建针灸专业时重视实验针灸、针灸临床实习基地的建设、实习指导老师的物色培养、年轻教授的培养提高等。

1984年，高老被选为杭州市上城区第七届人大代表。

1984年8月，经国务院批准，由中国针灸学会筹备召开的第二届全国针灸针麻学术讨论会在北京长城饭店举行。此会规模空前，除了国内400多名针灸学者，还有来自世界五大洲52个国家和地区的400多名针灸学者，高老在会上交流了针灸治疗心律失常的论文。

80年代中期，为了学习交流、推广普及本省（含旅居外省的）资深学优、临床经验丰富的针灸医家的学术经验，特约请他们撰写疗效好的针灸医案，由高老整理汇编成《浙江针灸医案选》一书，收集医案共计104个病种，146个案例。请何任老院长题写了书名，由学院科研处在1985年刊印，在内部交流。

1985 年 3 月，中国针灸学会升格为一级学会，高老又当选了中国针灸学会第二届理事，1986 年省针灸学会也相继升格为一级学会，高老被选任为副会长。

1986 年，针灸推拿系成立，高老被任命为系主任。

1987 年 11 月，高老出席了在北京召开的世界针灸联合会成立大会暨第一届世界针灸学术大会。《针灸治疗心律失常 220 例临床观察》一文在会上作了交流。

80 年代后期，中华医学电子音像出版社与台湾俊伟视听医学器材股份公司，组织中国中医研究院针灸研究所、大陆 10 所中医学院及台湾"中国医药学院"等单位联合组成编辑委员会，高老被聘为副主编，共同拍摄了《中国针灸学》系列录像片 30 集。

1990 年，高老被评定为教授。

90 年代初，华东地区中医学院合作编写中医学院专科用的全套教材，高老担任了《针灸学》教材主编，在各学院编委老师的支持协作下共同完成了《针灸学》教材编写任务，由北京中国医药科技出版社于 1993 年 8 月出版。

1993 年 5 月，学院针灸推拿专科门诊部成立开诊，高老在该门诊部参加针灸科门诊。

1997 年，高老退休，时年 70 岁。

第四章

高超医术

第一节 急症先手，妙见春回

急症病势凶猛，病情笃重而易于逆变，若不及时救治，常危及生命。针灸治疗急症独具特效，常有"急则用针，缓则用药"之言。早在《黄帝内经》中，就载有针灸可治疗30多种急症。葛洪《肘后备急方》所载救急针灸医方109条中应用灸法救急的就达99条。孙思邈《备急千金要方》载"若针而不灸，灸而不针，皆非良医。针灸而不药，药而不针灸，尤非良医也"，将针灸作为首选方法，可能是古语"一针二灸三服药"的最早来源。明代《神应经》所载针灸治疗病症中约2/3为急症。杨继洲在《标幽赋（杨氏注解）》中云："拯救之法，妙用者针。劫病之功，莫捷于针灸……又语云：一针、二灸、三服药。则针灸为妙用可知。"如此之类记载，不可胜数。针灸急救具有特效、速效、针对性强、简便易行的特点，且针灸急救的器具，具有能随身携带，便于应急，不受地点条件限制的优越性。现代研究也表明，在归纳出的16类针灸病谱461种疾病中急症占26%，涉及内、外、儿、妇、五官各科。而2007年针刺作为现场处置的急救措施正式被列入国内的《心肺复苏与中西医结合急救指南（草案）》之中。美军自2009年起也开始试用针灸为战场和前线医院提供急救，并展开相关试验研究，针刺在消除伤痛方面的效果得到充分肯定。之后，"针刺镇痛"又成为了2010年8月召开的第13届国际疼痛大会的报告主题之一。

高老在临床治疗急症过程中尤其擅长于"针灸并用，古今共参"，将灸法、微针刺法及电针疗法综合运用于救治之中，亦将古典中医医理与现代医学融会贯通，互鉴互用，增强疗效。首先，重视因时治宜。《灵枢·口问》言："夫百病之始生也，皆生于风雨寒暑，阴阳喜怒，饮食居处，大惊卒恐，则血气分离，阴阳破败，经络厥逆，脉道不通……"急症的发生多与天气季节相关，如治疗中暑高热，高老对于印堂、太阳、内关等穴施迅速浅刺 2 ～ 3 分深，曲泽、中冲、少商等穴点刺出血 3 ～ 6 滴，合"春夏之季，治宜宣散，故针刺宜浅，放血宜少"之意。其次，用针意在"顺势而为"，即刺法操作特点与人的气血状态及病势相合，当病者表现出虚弱、低下、不足之势，针刺补法以轻柔徐静为特征；当病者表现出亢盛、剧烈、有余之势，针刺泻法以重动疾为特征，正如张介宾的《类经》指出的"为治之道顺而已"，这在治疗急症时尤为重要。高老在治疗急性胆绞痛时，取夹脊、阳陵泉、侠溪等，持而纳之，快速进针，直迫病所，保持针感酸胀困重；在治疗心绞痛时，取内关，入皮后缓缓进针得气，微旋而徐推之，欲微以留，间歇动留针 10 分钟后，气下而疾出之，均获得显著而及时的疗效。再次，重视导气法的运用。导气法最先出现于《灵枢·五乱》："徐入徐出，谓之导气；补泻无形，谓之同精；是非有余不足也，乱气之相逆也。"此法意指治疗虚实不甚明显的经气逆乱，针刺时可用慢进慢出的方法调整经气，以恢复各经气间的相对平衡。高老在运用导气法时，常与引气法相结合，如治疗心绞痛时，缓缓进针得气，并使胸部感应舒适为佳。最后，在急症的针刺治疗中，高老同时强调针刺的时机问题，所谓"针若得气速，则病易痊而效易速也；若气来迟，则病难愈而有不治之状"，治疗急症需及时，时间就是疗效就是生命，如发病后时间过长，连续针刺 2 ～ 3 次仍无效，就需迅速用中西药物救治，切勿延误。

治疗急症务求快速生效，方法得当则针毕疾出，然邪去正虚，高老亦强调病后调护，将养生息，现附高老针刺治疗急症典型医案如下。

例 1 中暑高热

罗某，男，43 岁，农民，1992 年 8 月 2 日下午 4 时许诊治。

诉：午后 2 时到田头参加"双夏"劳动，收割稻谷，无风，太阳直射，气候闷热，劳动两小时左右后，觉头脑昏胀，胸闷，泛泛欲呕，无汗，发热，无法劳动，前来治疗。

诊见面色潮红，按摸皮肤干燥烫热，脉象浮数，舌稍红无苔，测体温 39.1℃。

诊断：中暑高热。

治疗：先予饮凉茶水，为其打扇吹风。治拟清暑泻热，振神平呕。

处方：印堂、百会、神庭、大椎、太阳、曲池、曲泽、内关、合谷、委中、足三里、少商、中冲。

操作：用28号1寸长不锈钢细针，常规消毒，对印堂、太阳、督脉三穴、曲池、内关、合谷、足三里诸穴，施迅速浅刺2～3分深，快速来回捻转3～5秒后，立即将针倾斜，针尖朝上一挑出针（又称挑刺法）；曲泽、委中二穴处，刺皮静脉出血5～6滴，少商、中冲二穴点刺出血3滴，刺毕用消毒干棉球擦净。

刮痧：项部两侧，背部沿足太阳膀胱经左右各二条经线，肘窝至前臂内侧线，用瓷质光滑汤匙（或用玉质、角质刮痧板）蘸清水刮痧，刮至皮肤略现紫红色为度（禁止刮出血，严防感染）。

治毕，病人诉头已不昏胀，胸部舒，无泛呕，头额微汗，脉趋和缓，脸亦不红，过一会儿测体温，已降至37.6℃。吃些许西瓜凉饮，回家休息。

晚上约9时随访，已基本恢复正常，吃过一碗稀粥，只感体软乏力。第2日休息一日。第3日上午出工劳动半天，做些轻活。第四日参加轻活劳动。渐渐恢复正常。

按语 中暑是夏季伏天常见之急证热病，高温环境下劳动者为多见。防暑降温工作非常重要，以求发病率降至最低。

本例患者连日参加"双夏"劳动，身体比较疲乏，在无风日射高温下劳动，体弱不支，被暑邪侵袭而致中暑高热。选取印堂、百会、神庭、大椎及督脉诸穴，因督脉"属脑"，督阳，可清脑泻热，疗头脑昏胀，加太阳以增其功效；选曲泽、内关、中冲等心包经穴，可振神，平呕、清热；委中是足太阳经合穴，太阳主表，刺委中部皮静脉（浮络）出血，是清热之有效腧穴；足三里是胃经合穴，配内关能和胃平呕；曲池、合谷、少商诸穴属肺与大肠，主表，善于解表，清暑发汗退热；用迅速浅刺挑刺法，是"热则疾之"之意，邪在浅表故用浅刺之法，挑刺是扩大其针孔，以利泻除暑热；曲泽、委中、少商、中冲刺出血，是血汗同源，出血功同出汗，"体若燔炭，汗出而散"也。

加用项背部、肘臂内侧刮痧法，加强其清暑退热之作用，促其速愈耳。

病后体尚弱，须注意休息保养，慢慢做些力所能及的轻工作，随着体力的渐渐恢复，缓缓恢复正常劳动，安排须稳妥，乃"治未病"之措施，病后防复也。

中暑之病例每年都有几例，针灸、刮痧疗效满意，轻者吃些人丹、十滴水、藿香正气水等获效，但对中暑之垂危症，必须用中西医药综合救治，要及时，不可耽误时机，必须重视。

例 2 急惊风

孙孩，男，4 岁，1992 年 8 月 3 日晚 6 时就诊。

家长诉：傍晚患儿同邻居孩子一起在户外玩，忽见一条蜈蚣在地上快速向身边爬来而突然受惊，失声大叫，跑回家中，惊恐不已。约过 1 个多小时后，发生神志不清，牙关紧闭，两眼向上瞪视，项背后仰，角弓反张，四肢抽搐，呼吸急促，脉浮数，舌苔薄白，肛温 39.3℃。

诊断：高热，急惊风。治拟醒神镇惊，清热息风。

处方：百会、神庭、印堂、水沟、风府、风池、大椎、筋缩、下关、颊车、曲池、合谷、神门、少商、中冲、阳陵泉、太冲。

操作：用 36 号 1 寸毫针，常规消毒，以百会、神庭、印堂、水沟、风府顺序针刺，快速浅刺 1 分许，来回捻转 5 ～ 6 次即出针，一直刺至太冲；少商、中冲二井穴各刺血一滴，以助泻热。刺毕，病孩神志已清，能叫爸妈，牙关缓解，双眼活动正常，项背不再后仰，抽搐亦止，呼吸平稳，脉象和缓。观察 1 个小时左右，患儿已基本正常，测体温已下降至 37.8℃，会喝水，慢慢入睡。

次日随访，家长诉：昨晚睡眠安好，清晨醒来后已解过大小便，喝过粥，体温正常，已恢复健康。

按语 本病又称小孩惊厥。小儿神经系统功能脆弱未强，因突见蜈蚣快速爬近身边而受惊，扰乱了神志，致出现神志不清、双目瞪视、项背后仰、四肢抽搐、发热等急惊风症状，此乃心脑气机紊乱之表现。选取同脑心相通的督脉、心包经之百会、神庭、印堂、水沟、风府、风池、大椎、筋缩、神门、中冲等穴镇惊醒神息风；刺下关、颊车以开牙关；曲池、合谷、少商疏表清热，阳陵泉、太冲配合谷可平肝缓筋，治四肢抽搐。小儿气血弱、皮薄肉嫩，宜施细针浅刺疾出针之法，收醒脑镇惊，息风清热，疗急惊风之功。

治疗本病必须及时，务求 1 ～ 2 小时内及时救治，时间就是疗效，就是生命。如果发病后时间过长，针刺疗效就会降低或无效，如连续针刺了 2 ～ 3 次仍无效，就必须迅速用中西药物救治，切勿延误。

预防之法，小儿不可离开大人照顾，让他一人活动，若见异物虫兽就必须立即将小孩抱护，避看易惊异物，避听怪异之声，避嗅秽异气味，以保儿童平安，健康成长。

例 3 心绞痛

于某，女，61 岁，退休职工，1989 年 11 月 20 日就诊。

诉：平时常有胸闷、气短，或心前区隐痛，引及左肩，或心悸。起病已

4年左右。今日突然胸闷气窒，心前区缩窄样疼痛。含药后缓解，但不久又发作，特请针灸治疗。

诊见痛苦表情，不安，额现潮湿，脉沉细伴结代，舌尖红，苔少。

诊断：心绞痛。辨证：气虚证。治拟益气蠲痹通络。

处方：内关（双）。

操作：病人仰卧，用32号1.5寸毫针，常规消毒，入皮后缓缓进针得气，针后感觉酸，舒适耐受，徐徐捻运守气导气2分钟左右，患者长呼气一口说："胸部舒服不闷不痛了。"继续给间歇动留针10分钟，疗效稳定，治毕出针。

按语 内关是手厥阴心包经之络穴，又是阴维脉交会穴，善疗心胸疾患，取穴方便，施徐疾补法益气，蠲痹通络，心痛得消。患者须重视自我防护。

例4 心绞痛

吴某，女，58岁，退休，1994年12月7日就诊。

家属诉：有冠心病史已近6年，心绞痛曾发过多次。今因受寒，胸闷、气短、心前区痛有压缩感已半小时，含过药片，心痛减轻后又复发。

诊见额有微汗，神情烦躁，手凉，唇色绀，舌苔少，脉沉细涩。

诊断：心绞痛。辨证：气虚脉痹心痛，本虚标实。治拟益气温阳，蠲痹止痛。

处方：膻中、内关。

操作：病人仰卧，用36号1.5寸针，常规消毒，用徐疾补法结合泻法，缓缓进针得气，感应舒适，间以短促中强感应数次；同时用艾条灸架在膻中穴施温和灸，患者感觉温和舒适；在持续运针守气3分钟左右，病人长呼一口气说："现在胸部舒服了，不闷不痛了。"为稳定疗效，又间歇动留针15分钟后出针，膻中穴温和灸亦结束。

次日复诊，诉昨日治疗后痛未再发只偶觉胸闷。又为其在膻中、关元二穴温和灸20分钟。这样每日温和灸1次，共治5次，自觉正常，疗效稳定。

按语 本例心绞痛，辨证为气虚受寒，心脉痹阻，本虚标实。选用心包之募穴膻中，络穴内关，以募络相配，针用补泻结合，加温和灸疗，益气温阳，蠲痹止痛，疗效尚称满意。痛止之后，为稳定疗效，加与心脏相表里的小肠募穴关元和膻中二穴，一起施温和灸，温益心气。

内关穴内布有皮神经、正中神经，入针须缓慢，得气须缓慢。切勿快速进针，严防刺中损伤神经干时患者手指发生麻凉难受之感，不利于治疗，须谨慎。

例5 胃脘痛

张某，女，33岁，1956年6月12日初诊。

家属诉：胃痛起病已经3日，时痛时停，逐日加重，因多吃些冷饮引起，严重时在床上转侧不安，痛苦难言。

诊见患者双手按脘，蜷卧呻吟，肢末不温，痛苦面容，舌苔薄白，脉沉弦紧。

诊断：急性胃痉挛。辨证：胃脘痛，寒邪袭胃。治拟缓急散寒止痛。

病家为了快些止痛，要求注射止痛药水针。为此肌注吗啡阿托品药水针一支，较快胃痛得止，安静倦卧。但约过一小时左右，胃痛又作，呻吟呼叫痛势不轻，并诉口渴，给予饮温开水。并用30号1.5寸毫针，常规消毒双内关穴，施疾徐结合捻转泻法，得气感应中等略强，双手持两侧内关针同时持续运针守气约3分钟时见患者渐趋安静，说胃痛已减轻许多，有酸胀感上行到胸部。为稳定提高疗效，继续施间歇动留针15分钟，患者说胃已不痛。因疲倦乏力，安静入睡了。一星期后，患者说：那天治疗后至今，一直良好，现在生活如常。

按语 本例急性胃痛，是受寒引起，"寒则急，急则痛"乃剧烈胃痉挛。应患者要求，先肌注吗啡阿托品收效，但药力过后，痛又复发。该药在短时间内不能再用。即针刺内关，施持续运针守气法，神宁痛止，获得良效。表明针刺心包经之络穴内关治胃痉挛痛的疗效是佳的，其持续运针守气之操作技法亦起主要作用，痛止后再间歇动留针则是稳定巩固疗效。应嘱患者不要再吃冷食冷饮，宜吃温热易消化无刺激之食品，少吃多餐，积极预防胃痛再发，治未病也。

例6 急性胆绞痛

李某，男，33岁，职工，1994年10月2日晚上9时许就诊。

诉：今在亲戚家进晚餐，多吃些油腻食物，回家后约1小时许，突然右上腹部作痛，阵阵加剧，难以忍受，诊视时疼痛已持续近1小时，患有胆结石病史已3年，胆区绞痛发作过多次。

诊见表情痛苦，辗转不安，呻吟不已，额部冒汗，右上腹部拒按，口苦觉干，舌质红，苔黄，脉弦而数。

诊断：胆石病，急性胆绞痛。辨证：湿热蕴滞胆腑，气机失疏。治拟清热祛湿，利气疏胆止痛。

处方：夹脊胸9、胸10（右），阳陵泉（右），侠溪（右）；耳穴之胆、神门。

浙江中医临床名家·高镇五

操作：病人向左侧卧，屈右膝，用 28 号 1.5 寸毫针，常规消毒，施疾徐泻法，快速进针，夹脊穴直刺 0.8 寸左右，阳陵泉直刺 1.2 寸，侠溪直刺，持针来回各以 3 圈／秒（360°来回／圈）之频率运针，务使快速得气，术者指下觉沉紧，病人觉酸胀困重时，改为搓 1～2 圈／秒，保持针感酸胀重，耳穴用 34 号 0.5 寸针，常规消毒，直刺 1 分许，以 180°来回捻转 1 次／秒之频率运针，针感胀重；术者双手各持 1 针同步运针，或夹脊穴配伍阳陵泉或侠溪，或耳穴配伍夹脊穴：各对穴位交替持续运针 5 分钟左右，痛势渐趋缓解，额汗渐收，精神向安，继续缓慢运针守气 5 分钟左右，患者诉已不痛了，为稳定巩固疗效，又间歇动留针 15 分钟后出针。病人感觉乏力困倦，需要安睡。次日随访，诉：昨晚治疗后痛止，一觉睡到天亮，未再作痛，已吃过早饭，一切如常。

按语 夹脊穴可以代替相应背俞穴，胸 9、胸 10 夹脊穴，相当于肝俞、胆俞，阳陵泉、侠溪分别是胆经之合穴、荥穴，诸穴相配，有清热祛湿、疏胆利气作用，耳穴胆与神门，有疏胆、安神镇痛作用。经穴与耳穴合用，可以提高疗效。本病病位在胆腑，辨证为里实热证，故用疾刺深刺泻法以清热祛湿，利气疏胆止痛。急症务求快速生效。邪实病重，故"至再至三"，多次施泻，才取得祛邪止痛之良效。为预防复发，必须重视饮食调养。

例 7 急性坐骨神经痛

张某，男，38 岁，工人，1990 年 8 月 13 日初诊。

诉：两日前晚间睡觉受冷，发生左侧髀股连下肢外侧疼痛，尤以小腿外侧疼痛最剧，起病已两日。初起时痛势还可勉强忍受，今晨开始疼痛阵阵加剧，实在难以忍受，而来针灸急诊。

诊见痛苦面容，呻吟不已，额部有汗，检查左下肢抬腿试验阳性，舌苔薄白，脉弦紧略数。

诊断：急性坐骨神经痛。辨证：左髀股下肢外侧痹证，寒湿型。治拟舒筋活络，蠲痹止痛。

处方：环跳、秩边、风市、阳陵泉、悬钟、昆仑，均取左侧。

操作：病人向右侧卧，屈左腿，用 30 号 1.5 寸针，常规消毒，施捻转提插泻法，环跳穴针感下传至足即出针；顺序刺各穴，得气感应困重，运针 10 秒后留针，再用 G6805 脉冲电针机，在阳陵泉、悬钟二穴接上导线，用连续密波通电治疗，可见左下肢肌肉频频收缩跳动；以病人能耐受的强度进行治疗至 10 余分钟时，患者已无呻吟，额汗亦收，诉痛势已减轻，电针至 20 分钟左右时，诉已不觉痛，态度已自然，为稳定巩固疗效，电针30分钟结束，出针。病人含笑起身道谢回去。

次日复诊，诉昨日针治痛止后回家，只是到晚上睡觉较轻疼痛，今日略感轻痛，故再来治疗。仍照上法施治，电针20分钟，痛止出针。

8月15日三诊，诉已不痛。为巩固疗效。予针刺上穴，平针法留针15分钟结束。

隔2日后患者为了稳定疗效，又来复诊，仍照前法针刺，留针15分钟起针。告愈。

按语 此例急性坐骨神经痛，选穴是太阳、少阳经穴以局部配合循经远道穴，舒筋活络，蠲痹止痛。如果单用手法操作，就须用持续动留针法守气导气才能逐渐止痛。今用脉冲电针机，可较长时间持续刺激，节约了人力，并提高疗效，作用优于手法操作。脉冲电针用于治疗四肢软瘫，疗效亦可提高。

例8 急性脊髓炎（截瘫）

陈某，男，43岁，农民，1958年10月16日初诊。

诉：昨日下午4时去厕所大便，起身时两下肢软弱无力，不能站立，跌仆在地，双下肢失去随意活动功能，由热心之路人扶送到县人民医院治疗。

高老正带领针灸进修班学员在巡回医教。医院邀高老会诊。

诊见患者卧床，神志清楚，两下肢不能随意活动，小便潴留（已导尿3次），小腹胀满，神情焦虑痛苦。胃不思食，舌苔薄白，脉细弱。医院的诊断为急性脊髓炎，截瘫。

辨证：双下肢痿证，癃闭，肾阳虚衰。治拟温补肾阳，益气养血，疗痿利尿。

处方：命门，腰阳关，肾俞，夹脊腰1、腰3，关元，水道，环跳，髀关，伏兔，梁丘，足三里，阳陵泉，三阴交，复溜，太溪，解溪，内庭。

操作：病人向右侧卧，用30号1.5～2寸针，常规消毒，先针腰部穴和左环跳穴，施徐疾补法，得气后每穴运针守气1分钟左右出针，改为向左侧卧，针右环跳穴，刺法同上，出针后病人改仰卧位，针腹部穴和下肢诸穴，施徐疾补法，得气后运针守气10秒左右后，间歇动留针15分钟，腹穴和梁丘、足三里加艾条温和灸各10分钟（或施温针灸1壮）。上午、下午各针灸1次（相隔8小时左右），日治两次。

第二日复诊，小便点滴能下，余症如前，处方同前，夹脊腰1、腰3，用温针灸一壮，余穴操作技法同前，日治两次。

第三日复诊，小便已缓慢自解，稍可屈膝。处方操作同前，一日针灸1次。

第四日复诊，排尿功能已正常，去关元、水道，其余各穴操作技法同前。

第五日复诊，已缓慢地能屈伸膝关节和足趾，扶着可站立片刻，解大便1次，胃纳稍增，精神较佳。治法同前。

以后每日针灸1次，治至第9次后，能扶着在病房内短距离缓慢行走数步。胃纳增加，大便隔日1次。取穴或秩边易环跳，风市易伏兔，并轮流停用3穴。

共计针灸治疗15次，能自行缓慢行走，一般情况如常，告愈。

按语　取命门、腰阳关、肾俞、腰夹脊、关元诸穴以温补肾阳；水道、关元、阴陵泉、三阴交、复溜、太溪以通闭利尿；环跳或秩边、髀关，伏兔或风市、梁丘、足三里、解溪、内庭等穴激调下肢经气，取"治痿取阳明"之意，针刺加温和灸或温针灸，有温经通络益气养血功效。下肢痿证、癃闭兼顾治疗，获得先后渐愈。

同上述一样病例，高老在嘉兴带同学巡回医教时，某医院亦邀会诊1例，经治疗20多次，获得治愈。

针灸治疗本病时间须早须及时，医患合作，才能有望治愈。另有1例截瘫（医院神经科诊断为脊髓炎），在起病后逾半年才来针灸，由于病的时间已过长，针灸的疗效明显逊色，故治疗的时机很重要，时机就是疗效。

第二节　内症治神，顺逆自调

内科作为临床医学的专科之一，是几乎所有其他临床医学的基础，具有医学之母之称，对于内科病的治疗，诊断占据举足轻重的地位。高老认为，"四诊"入门、"八纲"辨证，是中医针灸学认识疾病的一般原则，同时针灸学还有自己特殊的诊断方法，这就是经络诊断。用针灸治疗内科病，离不开四诊八纲及经络诊察。通过"四诊"搜集病情资料，运用"八纲"、脏腑、气血、经络辨证及审证求因等基本理论和方法，进行综合分析，辨认属某种证候，分清标本缓急，参考四时气候作出诊断，同时联系经络诊察，关注体表腧穴压痛、皮疹、结节条索、皮温、皮电、皮色变化等"阳性反应"，作出综合判断。

另一方面，针刺治疗内科病是通过整体调节而起效的，高老认为，疾病的发生，是人体正气虚弱、外邪乘虚入侵的结果，或邪胜正所致；是阴阳失去平衡，出现偏盛偏衰的反应。因此，"用针之要，在于知调阴与阳"。针灸在人体外部进行刺激，通过激发人体内部经络脏腑气血的功能，使经络通畅，气血和顺温养，脏腑功能复常，从而达到扶正祛邪，调和阴阳，防治疾病，恢复健康的目的。针灸治愈由病毒引起的感冒、肝炎、腮腺炎，由细菌所致的痢疾、肠炎，由原虫引起的疟疾，正是激发了人体内在的抗病机能（正气），消灭了病原微生物（邪气），即"扶正祛邪"的结果。除此之外，高老针刺治疗内科病，尚有以下5点需关注。

1. 治神守神

《素问·宝命全形论》中有"凡刺之真，必先治神"的记载。针刺的疗效除了与治疗的时机、穴位、手法有密切联系外，与"治神"也有着极为重要的关系。有道是"得神者昌，失神者亡"，说明人的精神状态与生命盛衰息息相关，人的情绪、精神、意识等直接影响到人的脏腑气血。高老认为针灸"治神"对于疾病治疗有重要意义，"治神"是针灸治病大法，为针灸治病的要旨，贯穿针刺的全过程，包括针前的察神、定神，针时的候神辨气，针后的守神养神，亦蕴含治医者之神和治患者之神双重含义，需要医患间的沟通配合，共同提高针刺的疗效。

治神亦需守神，所谓守神，《灵枢·小针解》云："上守神者，守人之血气有余不足，可补泻也。"《灵枢·终始》曰："凡刺之道，气调而止。"《小针解》亦云："气至而去之者，言补泻气调而去之也。"《黄帝内经》的守神思想暗含于补泻之中，而补泻尤为要注重保护机体正气，祛邪而不伤正。高老在此基础上针刺疗疾时，所施用补泻手法无不是根据病人体内邪正盛衰的程度进行定性（虚或实）和定量（大或小）的，然后选用"大补""大泻""小补""小泻"等不同刺激量的补泻手法。如治疗中年精神失常患者过度兴奋状态时，高老选取鬼哭穴强力艾炷直接灸三壮，泻其邪气有余，当患者兴奋转为抑制时，则取丰隆温和灸，三壮同前，促其正气逐渐旺盛。

2. 辨因施针

高血压头痛因肾虚所致者，高老取足少阴肾经之涌泉穴温和灸之，不仅引气血下行，亦借艾条温热之性起"从治"作用；《医宗必读》云："自表而入者，病在阳，宜辛温以散邪，则肺清而咳愈；自内而生者，病在阴，宜甘以壮水，润以养金，则肺宁而咳愈。"高老治疗外感咳嗽，以益阳宣肺止咳为治则，选取督脉之大椎、陶道诸阳经交会穴，扶阳气消阴寒，并佐以拔罐，使气血畅通振奋阳气，祛除寒邪；而因病势不同，高老针刺取穴亦有先后之别，如《灵枢·热病》所言"病先起于阳，复入于阴者，先取其阳，后取其阴，浮而取之"，高老治疗浮肿心脾气虚者，乃先刺其后背脾俞，缓缓得气，而后顺序刺头维、气海、内关等诸穴，徐徐得气后运针30秒左右，头维先出针，其余穴各静留针15分钟出针。同一症候病因不同，高老取穴亦随之加减，如失眠一症，因胃气失和所致者，主穴减风池、太冲，加脾俞、足三里；因心肾失交所致者，加肾俞、太溪以加强作用，去风池、太冲；因病久导致阳虚，明显畏寒怕冷者，去风池、太冲，加大椎、腰阳关或命门，施艾条温和灸法。

3. 急则治其标，缓则治其本

标本治则首见于《素问·阴阳应象大论》："治病必求于本"。同时，《素问·标本病传论》中对标本治则论述为"有其在标而求之于标，有其在本而求之于本，有其在本而求之于标，有其在标而求之于本，故治有取标而得者，有取本而得者，有逆取而得者，有从取而得者"，说明标本的变化和治疗是复杂多变的。而高老认为，知本末，明缓急，晓变化，才是标本缓急治则的应用之理，其贯穿于内科病的整体治疗之中，如胃脘痛的治疗，急性发作者，选取胃俞、中脘、梁丘等，宽胸理气，并加温和灸以祛寒，取"急则治其标"之意，每日针灸1次，慢性缠绵溃疡者，则安排疗程，隔日针灸1次，配合胃镜、X线钡餐等动态观察疗效，同时加用肝俞、脾俞等调理脏腑，取"缓则治其本"之意。

4. 腧穴的特异性

腧穴具有相对特异性，高老将腧穴分经穴、奇穴、阿是穴、新穴四类，其中以经穴为常用，是腧穴中的重点。每一个腧穴，均有各自的主治病症。如高老经临床的反复实践观察、对照，治疗心律失常选用内关，神门，夹脊胸4、胸5，及辨证加选之穴，疗效是比较令人满意的。并发现频发期前收缩以内关配神门为佳；心动过缓以内关配素髎，或配足三里，或单用列缺为佳；心动过速以内关配三阴交或太冲为佳。经穴之中，高老尤善于背俞穴的运用，《脾胃论》言："夫阴病在阳者，是天外风寒之邪乘中而外入，在人之背上腑俞、脏俞，是人之受天外客邪。"高老治疗外感病，多选取背俞穴，祛邪外出，速效见愈，但高老对于背俞穴的运用，又不仅仅限于外感病，如治食欲不振时，高老选取脾俞、足三里；治慢性腹泻，取大肠俞、天枢等，应"治风寒之邪，治其各脏之俞；非止风寒而已，六淫湿、暑、燥、火，皆五脏所受，乃筋骨血脉受邪，各有背上五脏俞以除之"之意。除背俞穴外，高老亦重视原穴、郄穴、五输穴、下合穴等特殊穴的运用，如治高血压头痛眩晕者，高老取用风池、曲池、三阴交、太冲，风池、三阴交为多经交会穴，太冲为肝经原穴，应"诸风掉眩，皆属于肝"，曲池为阳明经合穴，合主逆气而泻，"针中脉则浊气出者，取之阳明合也"。

5. 结合中药或外治法

内科病症复杂多变，务求见效，依据病情不同，高老常不拘药物、针灸、按摩、刮痧、拔罐等单一疗法，而常常多项配合使用，以效为准。如遇到畏针或针效不佳者，高老常予病人中药口服；遇年高体弱不耐针者，高老常以耳穴磁珠按压代替针刺，收效亦甚；遇外感阳气虚者，以火罐拔于背部腧穴，温促气血调和。

以上即是高老针刺治疗内科病的经验，现附典型医案如下。

例1 咳嗽案一

曾某，女，42岁，1987年3月13日初诊。

诉：风寒感冒愈后，咳嗽留恋不已，已逾2个月，喉痒则咳嗽频作，干咳无痰，或吐出少量痰涎，晨间尤甚，服成药效欠佳，诊见舌微红，苔薄，脉浮略数。

诊断：支气管炎。辨证：咳嗽，感邪留恋，肺气失宣。治拟宣肺止咳。

处方：①大椎、胸3夹脊、列缺；②陶道、胸3夹脊、尺泽。二方轮流使用。

操作：病人靠桌取坐位，双手托颔，用30号1.5寸针，取①方，常规消毒，施轻疾泻法，得气感应略强，有感应向背部扩散为佳，出针后再在大椎、陶道拔一次火罐，留罐5～8分钟，列缺间歇动留针15分钟左右出针。

次日复诊诉：喉痒减轻，晨间咳嗽略少，用②方，消毒后施轻疾泻法，操作方法同第一方。每日治疗1次，二方交替使用，治5次后咳嗽明显减少。治8次后，咳嗽已基本痊愈。为稳定巩固疗效，续治4次结束。

随访约3个月，未复发。

按语 本例为外感咳嗽。因何感冒愈后，咳嗽拖延2个月不愈？究其原因多缘感冒治未彻底，吃冷饮有关，致余邪留恋，肺失清肃。预防之策：治感冒须注意彻底，咳嗽未愈忌食寒冷，预防受凉。选取督脉之大椎、陶道，陶道为诸阳经交会穴，意在扶阳气消阴寒，振阳祛寒益肺气以疗咳；胸3夹脊，功同肺俞，尺泽为肺经合穴，列缺为肺经之络穴，上述二方，均有益阳宣肺止咳之功用。拔火罐至皮肤深红为宜，使气血畅运以振奋阳气，祛除寒邪。如果皮肤紫黑，出现皮下有瘀，为拔罐时间过长所致，须注意避免，拔罐时间不宜过长。

患者须注意自我养护，保暖防寒，忌吃生冷，戒除烟酒。吃容易消化之食物，既有营养，又不会引起咳嗽复发。应注意休息。

例 2　咳嗽案二

袁某，女，31 岁，工人，1992 年 3 月 2 日初诊。

诉：上个月患感冒咳嗽发热 3 日，经服药治疗后热退，但咳嗽仍频频不止，痰少稀薄，迄已月余，服中成药水，效不佳。喉痒即咳，晨起晚间尤甚。胃纳减少，二便尚调。诊见咳嗽少痰，舌苔薄白，脉浮。

诊断：支气管炎。辨证：咳嗽，肺气失宣。治拟宣肺利气止咳。

处方：①定喘、尺泽、列缺；②大椎、胸 3 夹脊、孔最。二组处方，轮流使用。

操作：取①方，病人靠桌取坐位，双手托颌，固定头部，用 30 号 1.5 寸毫针，常规消毒，先刺定喘，施平补平泻，得气感应中等，捻转结合提插守气 1 分钟左右即出针；患者双手仰掌放桌上（或仰卧位双手伸直仰掌），消毒后用平补平泻刺尺泽、列缺，得气后守气半分钟，再间歇动留针 20 分钟，出针。

3 月 3 日复诊，诉咳嗽略少，取②方，操作技法同第一方。

3 月 5 日三诊，诉咳嗽继续减轻，治用①方，操作技法同前。

如此隔日针灸治疗 1 次，二方轮流使用，咳嗽渐趋减少。治疗 6 次后，咳嗽基本停止，为观察巩固疗效，为续治 2 次，告愈。

按语　本例因外感风邪犯肺，咳嗽发热，服药治疗后热退，但咳嗽留恋不已，服用中成药少效而针灸。

定喘是善治咳喘之经外奇穴，大椎是督脉诸阳经之会，可扶阳益肺，胸 3 夹脊，用同肺俞，为治肺疾要穴，尺泽、孔最、列缺，分别是肺经之合、郄、络穴，诸穴相配。辨证运针，调整肺功能，宣通被异常分泌之代谢产物刺激引起咳嗽之肺气通道，疗咳平嗽。

咳嗽拖延不已，吃成药难止，针灸治疗常获良效。但针灸可治疗咳嗽，知者颇少。其实比咳嗽严重之哮喘，针灸可治，咳嗽是更易愈了。但亦有畏针灸者，常用《医学心悟》之止咳散辨证加减，可获良效，其要药是百部。

例 3　哮喘

张某，男，57 岁，农民，1994 年 2 月 4 日初诊。

家属诉：患慢性咳嗽痰喘已 10 年左右。逢冬春寒季常会急性发作。原来嗜烟，近已停吸。昨日气候突然转冷，咳嗽加剧，痰多白黏，呼吸喘促，伴哮鸣音，不能平卧。唇舌紫绀，舌苔滑腻，脉浮滑略数。

诊断：哮喘。辨证：痰浊阻肺，升降失司，本虚标实。治拟肃肺降气，祛痰平喘。

处方：素髎、天突、列缺、丰隆。

操作：病人取仰靠半卧位，常规消毒，先用 36 号 1 寸不锈钢毫针，素髎操作时先快速刺入素髎皮肤后缓缓刺入 0.3 寸，缓缓来回捻针守气，针感中等，病人能合作耐受；天突用 30 号 1.5 寸毫针，向后下方向斜刺入 1.2 寸左右（胸骨柄之后气管之前）；列缺向近端横刺 0.8 寸，丰隆直刺 1 寸左右，各穴都施平补平泻法，轮流交替运针守气，约 5 分钟左右哮喘渐渐趋向缓解，继续轮流运针 5 分钟左右，哮喘基本平息。素髎先出针，其余继续间歇动留针 15 分钟，观察疗效稳定，出针。

次日复诊，诉昨日针治后哮喘未作，只是咳嗽黏痰。治拟宣肺利气，祛湿化痰。

处方：定喘、脾俞。

操作：患者向右侧卧，常规消毒，用 30 号 1.5 寸毫针，施平补平泻法，快速刺入皮肤后缓缓进针，以 180 度来回捻针 1 次 / 秒之频率，各穴持续运针守气约 1 分钟，针感中等，术毕出针。再在定喘拔一大号玻璃火罐，5 ~ 8 分钟，起罐后皮肤呈紫红色为佳（称为"充血罐"）。

如此法每日治疗 1 次，或改在肺俞拔罐，或脾俞拔罐。共治 5 次，哮喘平息，咳少痰爽，基本近愈。

按语 肺开窍于鼻，喉为气户，选用鼻尖部之素髎，喉前之天突，均是治哮喘之有效腧穴，列缺、丰隆分别是肺胃二经之络穴，二穴善利肺气祛痰浊，诸穴相配，有肃肺降气，祛痰平喘的作用。素髎位于鼻尖，针感特灵敏，气来悍滑，必须选用最细毫针（目前市售最细毫针是 36 号），针感不可过强，务使能够耐受合作，接受治疗；天突、定喘等诸穴，针感较弱，气来较缓，使用略粗之 30 号毫针。年老病久体弱需补，邪气实则需泻，故选平补平泻法。治疗本病必须持续运针守气数分钟，随着持续守气调气，肺气才能渐渐肃降，气降痰爽，喘可得平（如果针刺一得气，未待哮喘平息，误为针刺无效就即出针，结果是未能收效）。《灵枢·九针十二原》曰："刺之微，在速迟。"《灵枢·小针解》曰："上守机者，知守气也。"

治疗配合使用拔罐，促进肺脾气血健运，增强肃降肺气，祛痰平喘作用，提升疗效。

患者必须做好自我防护工作，注意保暖，不吃冷饮生冷食品，戒除烟酒；不要过度劳力，避免出汗后受凉；不吃或少吃虾蟹海鲜，饮食以温热清淡又富营养易消化者为宜。

例4 胃脘痛

刘某，男，38岁，职工，1987年3月23日初诊。

诉：有胃痛病史已近6年，在受寒、情志失和、饮食不慎、疲乏时易复发。在某医院经X线钡餐造影检查诊断为胃溃疡。前日不慎受寒，胃痛急性发作，阵发性疼痛，有时剧烈，有时隐痛，背觉拘急。服药能缓解，舌苔薄白，脉弦紧，脘部按之诉痛。

诊断：胃溃疡疼痛。辨证：胃脘痛，寒邪侵袭，胃气失和。治拟祛寒调气，和胃止痛。

处方：中脘、内关、梁丘、足三里、胃俞。

操作：病人取仰卧位，用30号1.5寸毫针，常规消毒，先刺中脘、内关，施平补平泻法，得气感应中等，继刺梁丘，各穴交替持续运针守气5分钟左右，痛渐缓和，改间歇动留针法；同时用灸架艾条温和灸中脘穴，约10分钟后，诉胃已不痛。为了稳定疗效，继续留针，温和灸15分钟后出针停灸，改俯卧位，针胃俞穴，平补平泻，中等得气感应，持续运针守气1分钟左右出针，再拔火罐10分钟，皮肤潮红起罐。

每日针灸1次，治法同上。胃痛渐渐减轻缓解，治4次后胃痛基本消失。改为隔1～2日治1次，共治8次，疗效稳定。

按语 本例是胃溃疡病，急性胃痛发作，上述乃急则治标案例。中脘是胃之募穴，胃俞是胃腑背俞穴，二穴是俞募相配，专治胃之疾患；内关为心包经之络穴；其络别走少阳三焦经，善于安神，宽胸理中焦气机，是治胃疾常用之有效穴之一，梁丘是胃经之郄穴，足三里是胃经合穴，善理胃腑气机，和胃治急痛；中脘加温和灸以祛寒，胃俞加拔罐，活气血通经络，以提高疗效。

如果患者要求治疗胃溃疡疾病，就需要安排疗程，一般隔日针灸1次，12～15次为1疗程，1疗程结束，停针1周后续下一疗程。需针灸3～5个疗程后，再行X线钡餐造影复查（或胃镜检查）以观察疗效。常用腧穴，除上述者外，可选膈俞、肝俞、脾俞，夹脊胸7、胸9、胸11、胸12，建里、梁门，公孙、太白、太冲等穴，每次用3～5穴，轮流交替选用。可用温针灸法，或针刺加艾条温和灸法。患者自己必须做好防护工作，吃易消化有营养的温和食品，少吃多餐，减轻胃之负荷，忌吃寒冷烫热辛辣刺激性食物；保持心态平和，防止激动；保持睡眠充足，切勿过于疲劳；散散步，做做气功，动静有序，养脑养体。医患良好的配合，尤其是患者良好的自我养护，耐心坚持针灸治疗，是取得疾病痊愈的关键，医患协作好则疗效好。

例 5　食欲不振

陈某，女，45 岁，1972 年 5 月 10 日初诊。

诉：胃不欲食，味淡，每餐只吃少许就觉脘部饱胀，起病已 1 年左右，自觉乏力。未病前胃口正常时每餐须两碗半饭，饭后胃舒服。已经用过不少健胃药品无效。时有头晕畏寒。夜卧尚安，二便亦可。

诊见面色少华，语音低弱，舌淡苔少，脉细软。

诊断：食欲不振。辨证：胃气虚弱，脾不健运。治拟健脾益胃。

处方：脾俞、足三里。

操作：患者先取俯卧位，用 32 号 1.5 寸毫针，常规消毒，刺脾俞施徐疾补法，缓缓得气，针感弱舒适，持续运针守气约 30 秒出针。改仰卧位刺足三里，消毒后操作同脾俞。

隔日针治 1 次，第 5 次复诊时，患者诉进食好转。对针灸的治疗提高了信心。治疗有效就照原法续治。针治 8 次后，每餐已可吃一碗半饭，饭后脘部舒服。针治 12 次后，每餐已可吃两碗饭。精神佳，不畏寒，头已多日不晕。面色如常，舌红润，脉平和。为稳定提高疗效，又续治 4 次，胃俞替脾俞，操作技法仍同前。基本痊愈。

按语　胃主受纳，脾主运化。纳少，饭后脘胀，此乃胃气虚弱，脾失健运。查其起因，是喜多吃寒冷和不易消化的饮食所致。脾胃乃后天之本，病延 1 年之久，使脾无以正常输布精微，头晕畏寒乏力随之而起。选取脾俞、足三里，施徐疾补法，意在健脾益胃，脾运健，胃气旺，食欲渐增，营养有源，诸症自愈。实践表明，针灸健脾益胃的功能，胜过某些健胃药品。某些古籍所说的胃肠疾病须用药物，针灸力不能及的论点，是不够全面的，应予充实。

例 6　呃逆

陈某，男，36 岁，医师，1984 年 10 月 12 日初诊。

诉：呃逆连续不止已经 6 日，从早到晚无息止之时。夜间睡眠时无呃逆。由于白天呃逆持续不止，严重影响工作和学习。吃过中西药物，针灸过中脘、膈俞、内关、足三里等穴，效果不佳。

诊见呃逆连声有力，难以控制，神情烦躁，舌苔白，脉弦。

诊断：顽固性呃逆。辨证：肝胃气逆，失于和降。治拟和胃疏肝降逆。

处方：风池、太冲、内庭。

操作：用30号1.5寸毫针，常规消毒，患者靠桌坐位双手托颐，先刺风池，施轻泻法，得气感应中等偏强，双手各持一针，同时捻转运针守气2分钟时呃逆停止。为巩固疗效，再间歇动留针15分钟，疗效稳定，出针。再改为仰卧位，常规消毒后刺太冲、内庭二穴，施轻泻法，持续运针15秒后出针。

次日随访，诉：昨日针治后呃逆停止，至今一直正常。1周后随访，正常。

按语 此例单纯呃逆患者，虽持续呃逆不止，但病情不复杂，其他均正常。现代医学认为呃逆乃膈肌痉挛的表现。风池是胆经腧穴，太冲是肝经原穴，此为表里配穴，有平肝降逆作用，内庭是胃经荥穴，和胃以平胃气。风池操作时双手各捻一针，持续运针守气调气，加强治疗作用；呃逆已止，太冲、内庭二穴进一步疏肝和胃以巩固疗效。

曾先后治疗过多例与本例类似的顽固性呃逆，疗效均佳。一般轻症初起之呃逆，喝半杯热水就会停止。用指甲切压"中根"穴（中指甲根），或用拇食两指指甲捏压对侧中指甲根两侧，持续3～5分钟，亦常可收效。

患者须注意防护，不吃辛辣刺激性食物，不吃过烫过冷饮品，细嚼缓咽，注意休息，不要过劳。

例7 慢性腹泻

罗某，男，45岁，农民，1990年2月16日初诊。

诉：半年以前，因饮食不慎，夜间受冷，发生腹痛腹泻，日6～7次，泻出物稀薄有黏液，经服药治疗后获愈。但不久又复发，服药治疗又好转。如此时愈时泻，未能根治。近来腹泻日3次左右，大便稀薄不成形有黏液，左下腹时有隐痛。某医院诊断为慢性结肠炎。

诊见面色少华，神倦，味淡纳减，舌苔白腻，脉细弦，左下腹有压痛。

诊断：慢性结肠炎。辨证：慢性脾虚泄泻。治拟温中健脾，理肠止泻。

处方：①脾俞、大肠俞。②天枢、足三里。③气海、上巨虚。三组处方，交替使用。

操作：用艾炷隔附子饼灸，每穴灸3壮，隔日灸治1次，12次为1疗程。把附子研成细粉，用黄酒调成厚糊，制成直径2厘米，厚0.3厘米之附子饼，上放艾炷施灸（炷底直径为1.5厘米）。

医嘱：注意自我护理，不吃生冷饮食，虾蟹羊鹅等肉，不吃不易消化之食物。注意保暖休息，避免受冷疲劳。

治疗至第 1 疗程结束时，腹泻日 1 ～ 2 次，腹隐痛消减，已见好转。

3 月 18 日续第 2 疗程。

诉：饮食有味，胃纳增加，腹泻日 1 ～ 2 次，大便有时成形无黏液，舌苔薄腻，脉细弦。

药物隔饼灸法同第 1 疗程。

第 2 疗程结束时，大便基本正常，日 1 次，偶日 2 次稍烂，腹不痛，胃纳正常，面有色泽，舌苔薄白，脉微弦，病基本向愈。

4 月 26 日续第 3 疗程。主诉同第 2 疗程结束时。

诊察左下腹部已无痛感。

药饼灸法同前。

第 3 疗程结束时，诉：胃纳正常，大便成形日 1 次，腹部不痛，舌苔微白，脉平和。近愈。随访半年，正常。

按语 本例因饮食不慎、寒邪侵袭等原因致脾胃肠腑功能减退，运化失职，导致腹泻久恋不愈，治用温中健脾，理肠止泻。选脾俞、大肠俞、气海、天枢、足三里、上巨虚等穴，施隔附子饼灸法，渐渐生效，并获近愈。表明辨证施灸，理法方穴术是对证的、合适的。患者的持续坚持治疗，并认真做好自我养护，是获得良效的关键之一。此例获愈是医患密切合作的结果。曾治慢性腹泻多例，疗效颇佳。

有实验研究表明，隔药饼灸能调节免疫功能，促进微循环，有益于康复。

例 8 便秘

张某，女，65 岁，退休工人，1983 年 10 月 6 日初诊。

诉：便秘不畅，起病已多年，常 3 ～ 5 日大便 1 次，须服通便药始排，大便软，腹无不舒。因服药通便日久，担忧副作用。也用针灸治过，有效，但疗效不持久。有时头胀眩晕，血压偏高，吃药后就好，余无殊。

诊见说话音低，精神欠振，舌苔薄白，脉细软。

诊断：便秘。辨证：年老气虚，大肠传导职能下降。治拟益气助能，宜缓图之。

处方：①腰 3 夹脊，足三里，右耳穴直肠、大肠、肺。②腰 4 夹脊，上巨虚，左耳穴直肠、大肠、肺。二方轮流使用。

操作：先用①方，病人取俯卧位（或向右侧卧），针腰部穴，常规消毒，用 30 号 1.5 寸针，先补后泻，徐缓捻进得气，针感舒适，徐捻守气 1 分钟左右后捻运增速，感应增强，持续 30 秒后出针，改为仰卧位，消毒后刺足三里，技法同上。右耳穴消毒后每穴贴压磁珠1粒，贴固后，用手指捏压1～2分钟，一压一放，一压一放地进行。并教会她（或家属）自己每日捏压3次，早中晚各1次（捏得切勿太重，须防捏伤皮肤引起感染等意外）捏时有轻的刺激感为宜。贴压3日后揭去、消毒，使皮肤保持卫生。贴压左耳穴，技法同上。

前3日，每日针治1次，第4次开始改为隔日针治1次，10次为1个疗程。

针治5次后，排便较顺畅，缩短为3日排便1次。1疗程结束时，为2～3日排便1次。停针1周后，续第2疗程，处方操作仍同上。在续治6次后，稳定在2日排便1次，第2疗程结束，获近期痊愈。大便在48小时之内排1次为正常。已达到此要求。

按语 患者之先生是医师，有关自我养护之事，均熟知，不多赘言。

大便正常通畅，乃人体排废排毒通畅。若大便长期失畅，废毒物滞留体内，实危害不浅，会产生多种病患，甚至严重危害人体健康，故必须重视，不可轻心。若有便秘症状，应及早及时使其通畅，往往当大便通畅后其他病情亦即随之而减，可见排毒之极为重要。药物、针灸、按摩、灌肠等措施均可辨证选用，不拘一法，以效为准，务使大便保持正常。

对不愿接受针灸治疗的患者（有针灸疗效不佳者），高老常用承气类之汤剂治疗，中病即止，不可多服。提倡多吃些新鲜蔬菜水果，适当运动，走走路，以助肠胃功能，一般认为1～2日大便1次为正常，如每日大便1次更好。超过48小时或更长时间才排便并有排便困难者，或因此伴有腹胀不舒，口干齿痛上火症状者，应及早治疗为宜，以防其他病症继续产生。这亦是"治未病"举措也。

例9 *浮肿*

吴某，女，41岁，职工，1978年6月20日初诊。

诉：两下肢踝部浮肿，至暮益甚，指按之凹陷不起，晨起时颜面部浮肿，按之微凹。胃口尚可，大便溏，尿较少，舌胖色淡苔少，脉软弱。起病已逾月。小便化验正常。

诊断：浮肿。辨证：心脾气虚，脾失健运。治拟补益心脾，祛湿消肿。

处方：脾俞、头维、气海、内关、足三里、阴陵泉、三阴交。

操作：先刺脾俞，病人向右侧卧，选32号1.5寸毫针，常规消毒，施徐疾补法，徐徐得气针感舒适，捻转运针守气1分钟左右出针。改为仰卧位，常规消毒，施徐疾补法，顺序刺头维、气海、内关等诸穴，徐徐得气后运针

30 秒左右，头维先出针，其余各穴静留针 15 分钟出针。

每日或隔日针治 1 次。治疗 3 次后，浮肿略减，尿略多。治疗 8 次后浮肿明显消退，晨起时颜面部已不浮肿，共针治 16 次，浮肿完全消退，至暮亦无浮肿，二便正常，获得近愈。为巩固疗效，又续治 6 次结束。

按语 《素问·至真要大论》曰："诸湿肿满，皆属于脾。"浮肿同脾气虚有关之外，与心气虚、血脉运行力弱亦有关。故选用脾之背俞，心包经之络穴内关，以补益心脾，气海益气利尿祛湿；头维、足三里、阴陵泉、三阴交之脾胃经诸穴配伍，健脾祛湿，益气消肿。此外患者可吃些红枣、桂圆、薏仁、赤豆等品扶正祛湿，以利康复；并注意适当休息。切勿过劳。

例 10 高血压头痛案一

马某，女，56 岁，退休工人，1978 年 3 月 10 日初诊。

诉：头额常胀痛，时有眩晕，时作时休，时有手指麻木，或头重脚轻，走路欠稳。起病已 2 年有余，夜卧欠安时眩晕就明显。胃口、二便尚可。

诊见精神颇佳，面色红润，舌质偏红，苔薄微黄，脉弦有力。测血压为 186/108mmHg（1mmHg ≈ 133Pa）。

诊断：高血压头痛。辨证：头痛眩晕，肝阳上亢，肝肾阴虚。治拟育阴潜阳，降压止痛。

处方：风池、曲池、三阴交、太冲。

操作：病人取仰卧位，用 32 号 1.5 寸毫针，常规消毒，风池、曲池二穴施轻泻法，徐徐得气，感应略强舒适，三阴交、太冲施平补平泻法，感应中等，各穴均运针守气 10 秒左右后，间歇动留针 20 分钟，出针。

出针后复测血压为 162/96mmHg，已明显下降，头痛减轻。

医嘱：须注意生活调理，修养情志，心态平和，切忌激动，饮食宜新鲜清淡有营养，适量喝水，不吸烟，不饮酒，不吃肥腻煎炸厚味，不吃过甜、过辣、过咸、过烫、过冷食物，不过饱，保持睡眠充足，不赌博熬夜；保持大小便正常，劳逸结合，作息须有规律；适当运动，走路散步，或打太极拳，做八段锦等。有毒副作用药物须谨慎使用。

每日针治 1 次，治疗 4 次后，血压为 138/86mmHg。头部感觉正常，肢亦不麻，又续治 4 次，血压正常，诸症消失，获近愈。

按语 本例高血压头痛，辨证头痛眩晕，肝阳上亢，肝肾阴虚。选取胆经穴风池，可抑上亢之肝阳，曲池是多气多血之手阳明经合穴，引上逆之气血下行，太冲为肝经原穴，三阴交同肝肾联系密切，益肝肾之阴，潜上亢之阳，可降血压。实践体会，针治高血压病，得气感应以徐缓舒适耐受者效佳，不宜过疾过强之刺激。切防刺激突然，诱发相反作用，须慎。

病人遵医嘱注意生活作息规律等。做好自我防护工作非常重要，是提高稳定疗效的重要措施，不能忽视，只有患者同医生配合良好，才能取得良好疗效。

选用多气多血之足阳明经足三里、丰隆等穴，亦可引上逆之气血下行，潜上亢之阳，具有降低血压作用。

例 11　高血压头痛案二

杨某，男，52 岁，职工，1988 年 5 月 12 日初诊。

诉：头额胀痛，眩晕，走路感头重脚轻，手指发麻，夜卧时好时差，当卧不安时眩晕即作，起病 2 年左右。服过药，有效，但药一停即复发。担忧长期服药有副作用，虽在服药，当遇情志不畅激动时，血压即反弹。胃口、大便尚可，夜尿 2～3 次。

诊见舌质偏红，脉沉弦。测血压为 172/102mmHg。

诊断：高血压头痛。辨证：头痛眩晕，阴虚阳亢。治拟育阴潜阳，降压止痛。

处方：三阴交、涌泉。

操作：病人仰卧，常规消毒，三阴交用 32 号 1.5 寸针施平补平泻法，徐缓得气感应中等舒适，间歇动留针 20 分钟，涌泉用艾条施温和灸 20 分钟。

每日或隔日针灸 1 次，10 次为 1 疗程。

针灸 5 次后，头痛眩晕等症减轻，血压降至 162/96mmHg；治疗 8 次后诸症未作，血压为 140/88mmHg，1 疗程结束，疗效稳定。

按语　患者用药物治疗有效，但受情志波动影响会反弹，药长期不停又担忧副作用，故来针灸治疗。涌泉、三阴交二穴相配有良好的育阴潜阳降血压的作用。由于涌泉穴颇敏感，故不针刺，高血压病须尽量避免强针感。采用艾条温和灸治疗，灸疗时感觉温和舒适，患者乐意合作治疗，医患配合良好，疗效尚称满意。针灸治疗高血压病，以一期和二期的前半期疗效较好。患者的自我防护很重要，这完全靠自己重视。疾病获愈之功，应该说主要是归患者自己。医生针灸或用药是有重要作用，但是是不够的。例如，饮食调理、情志修养，适当运动等，全靠本人重视正确实施。医生、家人、亲友只能善劝一二，实施要靠本人，所以健康主要靠自己重视。

例 12　头晕

陆某，女，37 岁，工人，1973 年 3 月 10 日初诊。

诉：头晕，乏力，起病已1年多，胃口一般，二便尚调，夜卧亦安。

诊见面色少华，肢末欠温，舌胖嫩，苔薄白，脉细软。测血压为86/60mmHg。

诊断：低血压。辨证：头晕，阳气虚。治拟益气升阳止晕。

处方：百会、印堂、素髎、足三里、大椎。

操作：病人仰卧，用32号1.5寸针，常规消毒，百会、印堂横刺五分，足三里直刺八分，徐补法，得气徐缓，感应舒适，静留针20分钟；素髎用刺皮刮柄法，具体操作：针尖轻压素髎穴皮部，左手扶住针尾（或针拳），用右手拇指轻轻自上向下刮针柄，或用中指自下向上刮针柄，以每秒刮1次之频率，刮柄2分钟。然后改为向右侧卧，常规消毒，徐刺大椎，针感舒适，运针守气半分钟左右即出针；百会用艾条灸架温和灸10分钟。

每日或隔日针灸1次，针灸8次后，头晕已明显减轻，复查血压为98/68mmHg。

针灸至16次后，血压升至112/76mmHg，头已不晕，获近愈。

按语 本例低血压，辨证为头晕，阳气虚。督脉总督一身之阳，脾胃为后天之本，血气生化之源。选督脉百会、印堂、素髎、大椎，胃经合穴足三里，诸穴组成处方，针刺施徐补法，百会加艾条温和灸，可振奋提升阳气，增强脾胃生化功能。治疗16次，头晕得止，血压趋向正常。

患者须注意适当休息，增加营养，以稳定巩固疗效。不吃或少吃寒凉饮食，注意护胃。

低血压病症，或气血两虚之头晕，百会穴亦可施麦粒灸，每次3壮；或用艾条雀啄灸法，3～5秒雀啄1次，灸3～5分钟。5～7日灸治1次，疗效亦佳。

例13 失眠

余某，男，28岁，干部，1967年10月12日初诊。

诉：夜卧不安已3个多月，逐渐加重，靠安眠药入睡。近旬日来，工作日夜繁忙，作息时间无规律，安眠药剂量逐日增加，白天头晕，精神恍惚。昨前两晚安眠药服到8片，竟仍彻夜不寐。神情烦躁，味苦，纳呆。因不敢再多服安眠药，而来针灸治疗。

诊见神情焦虑，舌尖红，苔薄白，脉细略数。

诊断：失眠。辨证：心神不宁，肝阳上扰。治拟宁心安神，佐以平肝。

处方：风池、神门、三阴交、太冲。

操作：病人仰卧位，用 30 号 1.5 寸毫针，常规消毒，风池、太冲二穴施徐疾泻法，得气感应略强，神门、三阴交二穴施平补平泻法，得气感应中等，均间歇动留针 20 分钟后出针。

每日针治 1 次，并要其逐渐减少安眠药，直至停服。

针治至第 3 次后，睡眠开始好转，晚上能睡 3～4 小时。患者见针灸有效，信心增强。安眠药减至 3 片，睡眠继续好转。针治至第 7 次，安眠药减到 2 片，晚上能睡 4～5 小时。针治 15 次后，安眠药完全停服，能睡 6～7 小时，已基本告愈。为巩固疗效，续治 5 次，味觉已不苦，胃纳正常，舌尖不红，脉和，头不晕，精神饱满，夜眠正常，痊愈。

按语 本例不寐，缘由工作时间过长，过劳，导致肝阳上扰，心神不宁所致。服安眠药，一夜 8～12 片，仍彻夜不寐，致产生焦虑情绪。用神门、三阴交，可交通心肾，宁心安神；太冲、风池，泻之以平肝阳。心神宁，肝阳平，夜卧则自安。因其服安眠药尚不久，故疗效较好。对部分久服安眠药 1 年以上之患者，收效就较缓而差，因安眠药已上瘾。在针灸同时，须缓缓地逐步地有计划地递减药之剂量，边针灸边减药，至不需服用安眠剂而能安寐时，才是针灸的疗效。为稳定巩固疗效，针灸当继续治 1 个疗程，观察一段时间，不用针灸睡眠正常，才可说已基本痊愈。

失眠一症病因颇多，有因胃气失和所致者，可以减去风池、太冲，加脾俞、足三里；有因心肾失交所致者，可加肾俞、太溪以加强作用，去风池，太冲；有因病久导致阳虚，明显畏寒怕冷者，去风池、太冲，加大椎、腰阳关或命门，施艾条温和灸法。病起不久者，收效较快；病程已 1 年以上较久者，须按疗程治疗，缓缓取效。针灸的时间以下午 4 时以后为好，睡前 1 小时更好，仅供参考。

常见久服安眠药之患者，服药一次睡一夜，停服就不能安寐。其实是天天治标，离开药就难安寐。服药久则上瘾，患者忧心忡忡。而针灸之疗效以没有服用过安眠药者，疗效好；服用时间尚短者，慢慢地收效，慢慢地减少安眠药剂量，直至停服药片，只用针灸可安眠，渐渐停止针灸亦能安寐。对少数服安眠药已 1 年以上者，实是药已上瘾，针灸的疗效尚需进一步观察研究。除治疗外，患者必须注意自我情绪修养调整，保持平和的心态，不吃刺激易兴奋食品，作息有规律，适当运动，不赌博等，做好自我防护，有益于早日痊愈；既愈之后，有助于稳定巩固疗效，预防复发。

有因劳动工作学习忙，无暇来针灸之失眠患者，常教会其在睡前自己用指切甲根穴之中根、小根、环根 10～20 分钟，有助其入睡。睡前用热水泡脚，水须浸到脚背，泡至皮肤潮红，有助安寐。耳穴神门、心，贴压磁珠，亦有助安眠。

例 14 癫痫

罗某，男，21 岁，1955 年 5 月 12 日初诊。

家长诉：发生第一次癫痫至今已逾 2 年。一般是 5～7 日发作 1 次，有时每日发作。平时诉头胀痛，发作前常头痛加重。发作时会突然跌仆，双目向上瞪视，不省人事，口吐涎沫，喉发异声，四肢抽搐，面色潮红，眼有红丝，约 3～5 分钟发作停止，苏醒，呈乏力状态。轻度发作时，只见双目向上瞪视，神志不清，上肢出现异样动作，1～2 分钟恢复常态。每次发作时间都在白天。吃过西药，有效，能减少发作次数，延长发作间隔时间。但药一停服，没多久就发作较频。胃口、二便尚可，夜卧尚安。因担忧服药久了产生药物副作用，所以不敢久服药，而来针灸科医治。

诊见表情淡漠忧郁，眼神迟钝，舌苔薄白，脉细微弦。

诊断：癫痫。辨证：心脑气机逆乱，神失宁静。治拟疏调心脑气机，宁神镇静。

处方：①神庭、百会、合谷、太冲。②风府、前顶、间使、申脉。以上两组处方交替使用。

操作：针刺①方时，患者取仰卧位，用 30 号 1～1.5 寸毫针，常规消毒，平刺法，顺序刺，得气后运针守气 8～10 秒，再间歇动留针 30 分钟出针（留针过程间隔 10 分钟捻动 1 次）。

针刺②方时，先刺风府，患者靠桌取坐位，双手托住颌部，常规消毒，针入 7 分许，施平补平泻法来回捻转 15 秒，即出针；改为仰卧位，常规消毒，顺序刺前顶、间使、申脉，刺法同①方。

开始隔日针治 1 次，连续治疗 6 次后，改为隔 2 日治 1 次。治疗初期看不出疗效，发作如前。治疗 6 次后，发作间歇的天数稍见延长。15 次为 1 疗程，疗程结束，停针 1 周后续下一疗程。第 2 疗程治疗期间，间歇期有渐渐延长趋势，延至 10 日左右才发作 1 次。但偶见反复，即间歇期延长了又复缩短。但总趋势是间歇期逐渐延长。在观察到持续 3 个多月未发作后，停止了疗程治疗观察（共计已治疗了 8 个疗程）。

为巩固稳定疗效和继续观察，改为 1 周针治 1 次，又针治了 12 次（约 3 个月）。其间偶有瞪目双手异动短暂小发作 2 次，疗效基本稳定。随访 1 年多，未复发，小发作亦很少、偶见，疗效稳定。嘱善自保养，生活注意安全，劳动工作避免过劳，修养情志，饮食卫生。

按语 癫痫俗名"羊痫风"，病因颇复杂。发作时的常见主要表现是短暂的神志失常，抽搐，口吐涎沫，喉发异声，四肢抽搐等；亦有在睡梦中突然坐起在床，目瞪，喉发异声，神志不清，四肢抽搐等反常表现。小发作时则目瞪直视，神志不清，双手异动等。分析其表现同心脑气机逆乱，功能失常有关。传统医学认为，心主神明，主血脉；脑为奇恒之腑，元神之腑，主神志智慧；脑需心脏血脉健康，血供正常，才能发挥正常功能。如果心主血脉功能失常，不能对脑完成正常血气供养，就会影响脑功能的正常发挥。如此分析，癫痫发病同心脑气机逆乱之因素是密切相关的。故选用同心脑密切相关的穴位，督脉之百会、前顶、神庭、风府，手足厥阴经的间使、太冲，足太阳经的申脉，手阳明经的合谷等穴组成2个处方，交替使用。用平刺法疏调心脑气机，安神镇静止痉治痫。根据病因病机可选用的腧穴尚多，在此仅介绍本病案之选穴处方。

癫痫频发时（每日发作1～2次），可每日针灸1～2次。一般1～3日针灸1次。基本痊愈后（或近愈后），为巩固稳定疗效继续观察，可1周针灸1次。癫痫之病，是属疑难之疾。认为已痊愈了，可在半年或一年又会偶发1次。所以家属和本人都须谨慎护养，合理治疗观察。尤其是家人必须对患者倍加关爱照顾，如果想治就治，想停就停，不认真对待治病之事，收效是相当困难的。患者须保持情志和顺，避免激动，勿过劳累，预防跌仆，禁烟酒，禁辛辣，不一人在公路河边崖边行走，不一人驾车外出，不登高作业等。总之，良好谨慎的防护十分重要。

针灸治疗癫痫，对病期较短，发作都在白天，发作时面色潮红，平时头胀痛，辨证是阳证的病例，效果较好。发作都在晚上睡梦之时，发作时面色苍白，头晕，辨证是阴证的病例，针灸效果较差（但因病例数不多，或治法不完全恰当，尚需积累病例继续观察研究）。

现代医学研究表明，本病发作时脑部神经元兴奋性增高，发生异常放电。脑电图仪检测，可描记到对称性同步化3～4次/秒棘-慢波或棘波、尖波，有助于诊断和观察疗效。

因癫痫发作时很难及时就医，故针灸所治者都是在间歇期进行的。

例15 精神失常2例

李某，女，43岁，职工，1982年10月20日初诊。

家属诉：开始发病时的表现是自言自语，诉头胀痛，夜眠不安，逐渐发现喜怒无常，或喜笑不休，或沉默不语，或无故愤怒骂人。起病至今已4个多月。近几日来竟随意打碎物品，乱丢东西，狂躁不安，秽洁不分，彻夜不眠，病情加重。所幸没有拒食，仍会吃饭，胃口一般，二便亦可。起病后去医院诊治多次，服过中西药物，现在仍在用地西泮、氯丙嗪等药。

诊见表情淡漠，目常瞪视，问而不答，或答非所问，舌质红，苔黄燥，脉弦有力。

诊断：精神失常。辨证：癫狂，心脑气机逆乱，阴阳虚实夹杂。治拟宁心静脑安神，养阴潜阳，调和营卫；结合疏导劝慰，精神关怀，提高其愈病信心。

处方：①百会、神庭、安眠、神门、足三里。②百会、四神聪、安眠、内关、三阴交。每次用1组，轮流使用。

操作：病人仰卧，用36号1寸毫针，常规消毒，施平补平泻法，徐缓进针得气，针感宜弱，勿使其有难受之感，每穴缓缓捻运15秒左右即出针，轻松（无难受针感）地结束一次针刺治疗。

并予服黄芪建中汤加减，中药处方：蜜炙桂枝5g，炒白芍9g，酒炒当归9g，蜜炙黄芪9g，太子参12g，炙甘草3g，茯苓9g，陈皮5g，红枣12g，夜交藤15g。5剂，每日服1剂，煎2次，上下午各服1次。

每日针治1次，3次后对针刺已较适应，能和医生配合，改为静留针10分钟，并渐渐延长至20分钟；针治6次后躁狂症情趋向减轻，不再乱丢物品，夜眠渐安；治疗12次后，夜卧已较安，嘻笑骂人等失常表现也明显减少。改为隔日治疗1次，氯丙嗪用量减半。

针治24次后，夜卧安好，氯丙嗪停服，每晚只服地西泮2片。已能和合意的亲友谈几句。针治36次后，夜眠正常，生活已同常人，基本告愈。其间共服中药35剂，药物或以党参易太子参，枣仁易夜交藤等。为了稳定巩固疗效，患者自己提出要再治几次，因此又针治12次。痊愈，治疗结束。半年左右后随访，正常上班工作。

按语 本病俗称"痴乱"，癫为"文痴"，狂为"武痴"。文者病轻，武者病重。针灸治疗本病，首先必须患者愿意接受治疗。初次时患者不愿来治疗，经亲友们耐心劝导，苦口婆心地做工作，才在四位亲友的陪护下前来，为她诊治时不愿治疗，经再三耐心地劝说，才勉强地接受治疗。需针灸的次数较多，为使其能继续按治疗方案接受治疗，针刺的针感应舒适，力避痛胀难受之感。患者能坚持复诊，才有治愈之希望。故须选最细的毫针，轻巧操作，缓缓运针得气，感应舒适，以短暂的时间，轻松地结束一次治疗。患者经实践体验，消除了畏针心理，较好地配合治疗，一次接一次地前来复诊。第一次是有四人陪来，以后陪来的人逐渐减少，只一人陪来。治疗到中后期，都是自己一人前来诊治，治病颇认真。

患者因纷纭杂事，难言隐曲，兼本身不够开朗，情志抑郁日久，而导致本病。俗语说："心病需用心药医。"耐心认真地助其解开思想之结，乃是治本之要务。"恶语能伤人致病，良言能救人祛病"，诚邀与其相好且具有高度爱心的亲友，精诚耐心宽容细致地开导劝解安慰，舒顺其心，解除思想疙瘩，使其回心转意，渐复开朗常态。这工作极重要，是治本的"良药"，不可小视，必须及早实施，有高度爱心，坚持不懈，收效才会良好。只要能接受针灸中药治疗，一次一次地坚持复诊，其实已经是收到一半疗效，离痊愈希望越来越近。切忌长期使用安眠镇静剂成瘾。少数不幸者成了"植物人"，到此地步针灸中药等也就少效。此病的患者最需要的是爱心、关心、同情心。最忌的是对其冷淡、歧视和厌烦。周围之人应知道这一点。这有助于患者早日恢复健康，巩固疗效。

本病位于心脑，选用与心脑有关的经穴，百会、神庭、四神聪、神门、内关、足三里、三阴交等穴分别配伍，疏调其紊乱的心脑气机，宁心静脑安神，育阴潜阳和营卫；安眠穴是治失眠的经验效穴。中药以黄芪建中汤加减，告诉患者吃点参芪归枣补补气血，增强体质，使其早日恢复健康。氯丙嗪的作用主要是治标，不宜久服，须渐减停，慎防上瘾等副作用。

必须实施保护性医疗措施，对患者只可说是患了"失眠""身体虚弱"或"神经衰弱"。绝对禁止说"癫狂"等病，以防发生意外的严重副作用。

高老曾治疗本病多例，有工人、农民、家庭妇女、高中毕业生、大学生等，采用辨证综合治疗方法，特别要求其家长亲人必须有高度爱心，宽容大量，耐心耐心再耐心，舒顺其心，切忌顶撞（原则性大事除外，如破坏性行为必须制止），结果多获痊愈。

高老在农村参加巡回医疗时，曾接治一位男性中年精神失常患者，病已经2个月左右，开始时较轻，诉头痛胀，言语失常，时而嘻笑，时而怒视，夜眠不安，近旬日发展为狂证，竟骂人打人，砸物动武，秽洁不分，双眼发红，彻夜高歌不眠，严重影响家人和近邻休息。其家属邀高老诊治，望其面色红润，眼有红丝，舌苔燥黄，脉浮略数，所幸尚能吃饭，大便已3天未解，尿利色深。思考治疗措施，应急则治标，务使其能安静下来。施用比绿豆大些之艾炷，在鬼哭穴灸治三壮（请两位力大之人将患者坐着抱住，并捏住其双手放在桌上，将两拇指并起来使鬼哭穴向上，再用软带紧缚）。强力的艾炷直接灸，使其由过度的兴奋状态，渐渐转为抑制，终于安静下来，制止住了躁狂，获得了疗效。隔3日后，又有复发表现，仍照前法灸3壮，又安静下来。又过5日，在丰隆穴施灸3壮，病情基本稳定。巡回医疗结束回校前，高老探视患者，其病情保持稳定，但未完全恢复正常，需继续治疗，可用针刺中药，由当地医生施治。

按语 本例是狂证急性发作，急则当治标，如用针刺方法，作用力不足，已难收效。在鬼哭穴施艾炷直接灸，患者体质需强，能经受得起刺激。必须注意，灸毕后用消毒纱布包扎，严防感染。对患有心肝肾等内脏疾病、高血压及体质虚弱者，或其他不宜用直接灸的患者，禁用本法！

例16 遗尿

陆某，男，12岁，学生，1968年11月3日初诊。

家长诉：孩子夜间尿床，起病已多年。开始孩子不好意思将此病公开，一直不肯医治，每当白天疲劳时，当晚沉睡不醒就会尿床。一般情况下不会发生。逢考试前功课压力大时，遗尿次数就增多。每一尿床，被褥潮湿污染，在雨天不易干燥，更加烦神。最近每日或隔日尿床一次。现在已懂事了，决心要治好此病。

诊见面色略现萎黄，精神欠振，间有头晕，记忆力受到影响，胃口正常，舌苔薄白，脉和软。

诊断：遗尿。辨证：肾虚膀胱不约。治拟补益肾气，增强膀胱制约功能。

处方：①肾俞、膀胱俞、三阴交。②关元、中极、太溪。

操作：①方操作时，病人取俯卧位，选用32号1.5寸毫针，常规消毒，施徐疾补法，徐徐得气，感应舒适，间歇动留针15分钟出针。②方操作时，病人取仰卧位，操作技法同上。

每日或隔日治疗1次，10次为1疗程。1疗程结束，停针1周，续下一疗程。

当针治5次后，尿床次数减少；1疗程结束时，隔5～6日尿床1次。第2疗程结束时，10日左右才尿床1次。第3疗程结束，已10余日没有尿床。停针观察。以后反馈信息，已3个月没有尿床。获近愈。

按语 此病一般以4～5岁儿童为多见。10岁以上比较少见，但也有19岁以上的遗尿者。本病针灸疗效满意。但病人需配合，比如按医嘱治疗方案，坚持针灸治疗，还需避免过度疲劳，晚餐后少饮水；开始治疗时家长在午夜总是主动叫醒孩子起床排尿，避免因懒起床而尿床的恶习；待针灸生效后就不需再叫。

治疗遗尿多例，疗效均较满意。

选取肾俞、膀胱俞和膀胱募穴中极，是俞募配穴法，可增益肾气，强膀胱功能；关元位居脐下，亦善补肾约膀胱；三阴交通肾脉，太溪乃肾经原穴、输穴，诸穴相配，施徐补刺法，共益肾健脾，恢复膀胱正常排尿功能。

例 17　癃闭

陈某，男，79 岁，退休工人，1979 年 8 月 12 日初诊。

诉：小便滴沥不畅，起病 1 个多月，近几日来大便亦感困难，经医院泌尿科检查，诊断为前列腺炎、前列腺肿大，药物治疗效不显，近日每晚起床小便 4～5 次，白天多达 10 次左右，量少不畅，夜卧欠安，会阴部胀楚，耳鸣，胃口较减。

诊见痛苦面容，舌苔薄白，脉沉弦。

诊断：前列腺炎、前列腺肿大。辨证：癃闭，湿热下注，会阴气滞。治拟清热祛湿，疏气利尿。

处方：次髎、膀胱俞、白环俞、腰俞、阴陵泉、三阴交。

操作：病人俯卧，用 30 号 1.5 寸毫针，常规消毒，施平补平泻为主，间歇施疾徐泻法，得气较疾，针感中等偏强，运针守气 10 秒后，间歇动留针 20 分钟。

每日针治 1 次，治 3 次后，小便略畅，次数有减，改为隔日针灸 1 次，6 次后，二便均已通畅，夜间小便 1～2 次，治疗 12 次后，基本痊愈。

按语　本病位于会阴部，湿热下注，经气郁滞，同膀胱有关，选次髎、膀胱俞、白环俞，都是膀胱经腧穴，腰俞属督脉，其脉出于会阴，阴陵泉、三阴交都是脾经腧穴，诸穴配伍，膀胱会阴部湿热祛散，经气畅通，解除了肥大腺体的压迫，小便自利，大便亦畅，其恙获愈。

本例癃闭是前列腺炎、前列腺肿大所致，针刺疗效较佳，如果是前列腺增生所致之肥大，属器质病变者，针刺的疗效较差，需注意鉴别。

例 18　阳痿

王某，男，45 岁，职工，1979 年 5 月 20 日初诊。

诉：阴茎勃起功能不好，稍举就软，影响性生活，起病已 3 个多月，服过药，有些疗效，但多服用担心副作用，不敢常用。

诊见形体肥胖，一般情况如常，有忧虑表现，舌苔薄白，脉细弱。

诊断：阳痿。辨证：肾气虚。治拟补肾壮阳。

处方：①关元、归来、三阴交。②命门、肾俞、太溪。二组处方，轮换使用。

操作：①方操作时病人仰卧，用32号1.5寸毫针，常规消毒，施徐疾补法，得气缓慢，针感舒适，关元穴针感传至外阴部效佳，间歇动留针15分钟，出针后关元穴再用艾条温和灸10分钟。

②方操作时病人俯卧，用针技法同①方；命门、肾俞二穴加艾条温和灸10分钟（或用温针灸1～2壮）。

每日或隔日针灸1次，12次为1疗程。1疗程结束，患者诉勃起时间有所延长，有好转趋势。停治1周后，又同上法治第2疗程，2疗程结束，勃起时间能持续5分钟左右。隔1周后，继续治第3个疗程，3疗程治毕后，患者诉性功能已基本正常，近愈。

按语 本病原因比较复杂，多数情况是与房劳太过，工作过于疲劳，精神因素等有关系。治疗时必须注意调整；有烟酒等过量行为者，亦须节制。

针灸治疗本病（排除器质性疾病）疗效比较满意，但患者必须注意自我养护，否则治疗就较困难，收效不佳的病例亦有。

经常进行适当慢跑、走快步等体育锻炼，适当补充些蛋白质，对身体有益。

选取关元、命门、肾俞、归来腰腹部之善于补肾壮阳诸穴，伍以三阴交、太溪补益肾气，辨证施用徐补针法，加温和灸，共奏益肾壮阳之功，获得近愈。

例19 经闭

张某，女，28岁，职员，1987年5月13日初诊。

诉：月经歇止迄今已3个多月（经妇科检验未孕）。起病已年余，用黄体酮后月经就来，不用黄体酮就无月经。今想不用药，用针灸希望月经能恢复正常，少腹部轻度感胀。结过婚，已离婚。

诊见面有忧容，胃口减，二便调，夜卧有时欠安，舌苔薄白，脉细涩。

诊断：经闭，气滞血瘀。治拟行气活血通经。

处方：①气海、血海、太冲。②腰3夹脊、次髎、三阴交。

操作：①方操作时病人仰卧，用30号1.5寸毫针，常规消毒，平补平泻，得气感应中等，运针守气20秒左右后再间歇动留针20分钟。

②方操作时病人俯卧，技法同上。二组穴位交替使用。

隔日针灸治疗1次，10次为1疗程。1疗程结束时，少腹已不胀，胃纳增，夜卧较安。续第2疗程，当治疗7次后，有月经来潮（未用黄体酮），量不多，3日就结束。经行时停针。经净后5日，续第3疗程，目的为稳定疗效。

第 3 疗程结束后，月经按时来潮，经量增，4 日经净。基本获愈，停针观察。反馈信息，月经已恢复正常。过 1 年左右，已结婚。又过 3 年余，已生下一个女孩。

按语 经闭的病例不多。有因营养因素致经闭者，给予营养之药食后，就较快恢复正常，有因结核病致经闭者，在结核病得到治愈后，再补良好营养，也慢慢恢复。有因强烈或较久的情志抑郁失畅所致经闭者，情志渐渐舒畅后，月经亦会慢慢恢复正常。本例之气滞血瘀，与情志抑郁有关，选用气海、太冲、三阴交，疏肝行气解郁，腰 3 夹脊、次髎，疏通腰骶经气，腰为肾之府，肝肾乙癸同源也；取血海助行气活血，施平补平泻针法，3 个疗程后，月经恢复正常，反馈信息，3 年后已生下一个女孩。

第三节 审谛形气，刻愈骨伤

运动系统疾病是指发生在骨、关节、肌肉、韧带、肌腱、软骨，以及营养和支配它们的血管、神经的疾病，可由先天性畸形、创伤、感染、非特异性炎症、代谢性疾患、内分泌疾病、退行性肿瘤、神经系统病变等引起，临床除有全身症状外，局部症状亦十分明显，主要表现为疼痛、活动障碍和畸形三者合并或单独出现。《黄帝内经》中指出："骨为干，脉为营，筋为刚，肉为墙。"这类疾病主要影响人的活动，不仅给病人的日常生活习作等带来一定困难，严重者甚至可演变为慢性肢体残疾，对家庭和社会亦造成严重不良后果。高老在治疗此类疾病时，尤其重视阴阳与气血的调和，《素问·生气通天论》中言："阳气者，精则养神，柔则养筋。"阴阳之不协调导致筋缩神败，是此病形成发展的根源，再如《素问·阴阳应象大论》云："审其阴阳，以别柔刚，阳病治阴，阴病治阳，定其血气，各守其乡。"阴阳和调在于血气平定，后世医家亦据此而提出"治病之要诀，在明白气血，无论外感内伤，要知初病伤人何物……所伤者无非气血"（《医林改错·气血合脉说》）。调和气血阴阳，贯穿于高老治疗此类疾病的始终，其中更有 3 点值得重视。

1. 运针守气气血和

《素问·宝命全形论》云："经气已至，慎守勿失。"《灵枢·小针解》云："上守机者，知守气也……针以得气，密意守气。"得气是针刺发挥疗效的关键，守气是针刺获得满意疗效的关窍。高老在治疗膝痹病时，定穴补泻后，运针得气后守气 10 秒左右，留针温针灸 1 壮后出针。10 次为 1 个疗程，1 个疗程后患者症情稳定，续治 6 次后患者膝关节运动恢复正常，经年不发，正是着重于运针守气，再通过艾灸温通经络，共同达到促进气血运行，加快康复的目的。

2. 和解少阳阴阳通

《灵枢·根结》载："太阳为开，阳明为合，少阳为枢。"《素问·厥论》载："少阳厥逆，机关不利，机关不利者，腰不可以行，项不可以顾……"人体骨骼周围包绕大量经络血脉，这些经络血脉中气血正常运行依靠着少阳枢机的调节，如《素问·六节藏象论》所言："凡十一脏皆取决于胆。"后世医家就此提出"少阳主骨"理论：第一，足少阳胆经循行部位涉及全身绝大多数骨与关节，正是肝血濡养筋骨的枢纽；第二，胆气刚，骨质亦刚，二者同气相合，故少阳胆腑对骨强度的调节具有关键作用；第三，乙癸同源，肝藏血，肾藏精，精血相互化生，精血通过肝阳疏泄和肾阳蒸腾输布机体全身骨节，少阳之气升发又能推动肝肾功能促进其濡养全身筋骨。高老认为，少阳不仅主骨，其经行于半表半里，其器类腑类脏，亦能通达阴阳，在治疗运动系统疾病时，高老尤善于运用风池、环跳、丘墟等少阳经穴位，间歇动留针，以促进肢体功能的恢复。

3. 浅深补泻虚实及

浅深补泻最早见于《灵枢·终始》："补须一方实，深取之，稀按其痏，以极出其邪气；一方虚，浅刺之，以养其脉"。高老在治疗小儿麻痹后遗症双下肢不能站立行走时，环跳、秩边刺 8 分左右深，其余穴均浅刺 2～3 分，拟促进下肢气血营养，增强肌力。共治疗 46 次之后，患者能同正常小孩一样行走；在治疗跟骨骨刺病人时，以 28 号 1.5 寸毫针快速深刺入骨刺基部，轮换 5 个刺激点后出针，患者 3 天后痛感顿消，月余足跟骨 X 线片亦恢复正常。诸如此正是浅深补泻法的运用，高老在此基础上继承、发扬并创造出速迟刺法，以浅深定补泻得气，于临床各类疾病都大有裨益。

以上是高老针刺治疗运动系统疾病的经验，除此之外，高老亦重视通经导气、缪刺、豹纹刺等的运用，现附典型医案如下。

例 1　腰椎扭挫伤

刘某，男，68 岁，退休职工，1991 年 4 月 30 日初诊。

诉：因工作劳动经常弯腰下蹲、持重，腰肌劳损疼痛已多年，但不严重，一般生活仍可自理。前日外出路高低不平，姿势突失平衡，腰椎部受扭挫损伤，腰痛剧烈，尤以腰之右侧为甚，右髀部、小腿外侧至足背外侧都疼痛，时而发麻，晚间会被痛醒，很难忍受。

诊见面容痛苦，检查第3、4、5腰椎右侧压痛明显，仰卧时右腿只能上抬30°左右。胃纳减，大便少，尿利，舌苔薄白，脉沉弦。

诊断：腰椎间盘损伤。辨证：外伤性腰腿痛。治拟舒筋通络，活血祛瘀，疗伤止痛。

处方：夹脊腰3、腰4、腰5，环跳，风市，阳陵泉，悬钟，昆仑，丘墟，均取右侧。

操作：患者向左侧卧，用30号1.5寸毫针，常规消毒，施平补平泻法，针感中等舒适耐受，持续运针15～30秒，再间歇动留针30分钟；出针后腰夹脊穴用灸架艾条温和灸10分钟，灸毕再拔罐8分钟左右，起罐后推拿10～15分钟。内服云南白药。

每日针灸拔罐推拿1次，连续治疗4次后痛势减轻，8次后疼痛基本缓解，麻感仍有。改为隔日治疗1次。云南白药停服。共计治疗18次，基本获愈。

按语 腰椎间盘损伤类型较多，素有腰肌劳损者易发。由于腰部承担的负重和活动量较大，很易旧病复发或加重，所以自我养护十分重要。养护好，可预防复发。尤其在新愈之后，更需注意保养。走路上下楼梯需缓慢平稳小心，避免突然起立活动、奔跑、不背负提拿重物；如需俯下取物，不可向前弯腰，需先分开双脚与肩同宽，采取下蹲姿势，使腰部保持垂直，以避免弯腰再受损伤。腰部需保暖，可使用腰托护腰。不吃冷饮、冷冻食品，以暖热为宜。

治疗本病之选穴，是患处局部、循经远道配合，刺灸、拔罐、推拿、内服中成药（也可服用中药煎剂）综合施治，舒筋通络，活血祛瘀，疗伤止痛。需坚持连续耐心治疗，并适当活动，缓步走走，或扶助走走，有助恢复健康。但不可勉强，必须注意再伤！即使痊愈之后，用腰需要小心，防患于未然。

例2 脊柱痹病

黄某，男，42岁，工人，1966年4月16日初诊。

诉：背腰部中间脊柱疼痛，遇天气阴雨转冷时发作增剧，俯仰转侧困难，起病已3个多月。在某医院诊治，经X线摄片、化验检查，诊断为类风湿性脊柱关节炎，多次用药物治疗，止痛有效，但不久复发，未能痊愈。

诊见自背部第3胸椎以下至腰骶部，有轻重程度不等的压痛，舌苔薄白，脉沉弦，胃纳、二便如常。有时夜间作痛则影响睡眠。

诊断：类风湿性脊柱关节炎。辨证：背腰脊柱痹证。治拟温督通阳，祛湿活络蠲痹。

处方：①大椎，筋缩，腰阳关，夹脊左胸5、胸9、腰1、腰5，夹脊右胸3、胸7、胸11、腰3，上髎。②陶道，命门，夹脊左胸3、胸7、胸11、腰3，夹脊右胸5、胸9、腰1、腰5，次髎。两组处方交替使用。

操作：用28号1.5寸不锈钢毫针，常规消毒，施疾徐结合捻转泻法，得气感应中等略强，捻转5秒左右留针施温针灸1壮，灸毕出针。其中腰夹脊每次轮流选一穴，用银质30号1.5寸针施温针灸1次。

医嘱：注意保暖，适当休息，不可负重，忌吃生冷食品。隔1～2日针灸1次，12次为1疗程。

1疗程结束时，患者诉脊柱疼痛明显减轻。停针1周后续第2疗程，治疗方法同前。第2疗程结束时，诉脊柱已不痛，活动正常。为巩固疗效，又为其续治6次，疗效稳定。半年左右后随访，正常上班劳动。

按语 本病是因寒湿之邪侵袭所致的腰背和脊柱部痹证。现代医学诊断为类风湿性脊柱关节炎。选用大椎、陶道、命门、腰阳关等督脉经穴和督脉别络循行部的华佗夹脊穴及足太阳经腧穴，施以温针灸法，其具有良好的温督通阳、祛寒湿功用。本病须及早有计划地进行针灸治疗，如果拖延日久，误了治疗时机，发展至脊柱僵硬活动障碍时，治疗就非常困难。本例疗效较满意，主要是病情尚轻，治疗及时。使用银质针温针灸，因灸时针体温度颇高，皮肤易起疱。如同时用银质针多针施灸，需防患者不能忍受，因为刺激过强，所以每次只宜用一针一穴，只灸腰夹脊穴，是因腰部肌肉厚，较耐受，左右可交替使用，或灸一次用一针，使患者能坚持，有益于获得疗效。

例3 强直性脊柱炎

裘某，男，44岁，农民，1970年11月12日初诊。

诉：项背腰骶部痛，起病已18年左右，遇阴雨寒冷潮湿天增剧。开始时较轻，以后逐年加重，项背腰活动不灵活。渐渐加重发硬僵直，今项背脊柱僵直，头不能前俯后仰，左右不能旋转；坐时看不出明显病态；站起来时腰就向前弯曲，人向前倾，不能抬头向前看，路只能看5～6米，坐着时若要向左右看，必须整个人转动。胃纳，二便尚可，夜卧亦安，但疼痛发作时则影响睡眠。舌苔薄白，脉细弦。

诊断：强直性脊柱炎。辨证：佝偻证，脊柱筋骨痹证。治拟舒筋活络，祛湿蠲痹。

处方：①夹脊颈3、颈5、胸1、胸4、胸7、胸10、腰1、腰4，上髎，

浙江中医临床名家·高镇五

大椎，身柱，筋缩，命门。②夹脊颈4、颈6、胸2、胸5、胸8、胸11、腰2、腰5，次髎，陶道，神道，中枢，腰阳关。

操作：病人取坐位，双手靠桌上，用28号1.5寸毫针，常规消毒，摸背脊肌肉感觉僵硬，缓缓进针，得气感应中等，每穴缓慢捻针约5秒即出针，观察针刺反应。隔日复诊，诉针刺后略觉背脊胀楚，约半日左右就消失，仍照上法针刺，隔日1次，共针3次，第4次开始改为留针施温针灸1壮，患者诉温针灸的感觉温和舒适，共为其治疗12次（1个疗程），检查脊背部肌肉稍有松软，疗效极微。

由于高老工作点转移，路程遥远，无法继续治疗。

按语　此病例是高老和学生一起下乡巡回医教时在嵊县海拔较高的山村经治的。这样严重典型的强直性脊柱炎，颈项强直，不能前后俯仰左右旋转，欲看左右之物，必须整体转动，站走时腰就前弯，上半身前倾，见之真使人叫苦，实是罕见病例。该病例会发展至如此境地，实因居住高山之上，外出均须走路，交通不便；山村乡镇卫生院又无针灸医生，几十里路外的县城医院才有针灸科，欲用针灸治病之难，不言而喻；年复一年，长期失去有效的及时治疗，致发展成如此之严重。今将这病例介绍于此，希望农村尤其是偏远山村积极培养能留得住的、会针灸的全科医生。

　　附　"甩头"一例

在该山村遇到一位患"甩头"已数年的年仅17岁的少年。病未发时全如常人。当其突然发作时，表现为头部向左右快速摇摆，频率约3次/秒，向左右各旋转约70°，其摇摆之速度见之实是惊人，故称为"甩头"。摇摆时不能自控，感觉不舒服，头颈乏力。每次摇摆发作持续1分钟以上，然后缓慢地停止下来。每日摇摆七八次，有时也为10次左右。因患此病，失学在家。曾经去医院治疗多次，服药治疗，均无明显效果。高老为其针灸了六七次，发作次数略见减少。取穴：风池、风府、百会、神庭、印堂，平补平泻，间歇动留针每次10分钟（因恐其突然甩头，不敢多留）。后因自己工作地点转移，就无法继续治疗。

　　按语　头部不自主地摇动，或振动，这是比效常见的。此例之如此快速、大角度的头摇摆，实为罕见。暂以"甩头"为名。

　　例4　痿证（小儿麻痹后遗症）

黄孩，男，5岁，1966年4月16日初诊。

家长诉：半个月左右之前发热3日，热退后两下肢不能站立行走，下肢部肌肉痿软，皮肤较凉。经服药治疗，未见好转。

诊见小孩由其父抱着，站不住，胃纳、大小便、睡眠均如常。

诊断：小儿麻痹后遗症。辨证：下肢痿证。治拟增强下肢气血营养，增强肌力。

处方：夹脊腰3、腰4，环跳，秩边，伏兔，风市，阴市，足三里，悬钟，阴陵泉，三阴交，解溪，昆仑，太溪。

操作：小孩由其家长扶着卧在床上，用36号1寸毫针，常规消毒，用徐轻浅之刺法，环跳、秩边刺8分左右深，其余穴均刺2～3分。以180°来回徐徐捻转，结合小幅度缓缓提插，每穴运针10秒即出针，消毒干棉球按一下。

每日或隔日针治1次，针治8次后，由家长扶着稍能站立，治疗16次后，能扶着移走；25次后能缓缓行走；共治疗46次之后，同正常小孩一样行走，但下肢肌肉较小。

按语 根据"治痿独取阳明"的经意，处方选用足阳明经穴为主，配合局部取穴法。夹脊腰3、腰4，能强腰健膝，环跳、秩边是治下肢痿证的有效穴位。小孩体弱，痿乃虚证，故适宜用补法，用36号细针徐轻浅的弱刺激，扶正益气，生血长肌，痿得渐愈。从治疗开始时的站不住，到治疗结束后能走路，疗效是明显的。这与治疗早有关。如果拖延日久，收效就慢而差。但病腿肌肉仍较瘦小，其增长是很慢的，随着年龄增长身体发育还会大起来。两下肢要完全正常，这是困难的。

自从国家推广服用糖丸预防脊髓灰质炎以来，小儿麻痹后遗症（下肢痿证）早已消失，预防效果甚佳，这是预防医学的重大贡献。

例5 坐骨神经痛

王某，男，37岁，工人，1973年5月10日初诊。

诉：左臀、大腿后、小腿后外侧疼痛已有3个多月，晚上受冷而起。用药物治疗未能痊愈。开始时臀部疼痛明显，现在左小腿后外侧疼痛常较剧烈，呈阵发性，痛剧时满额冒汗，呻吟不安，很痛苦，夜间常被痛醒，影响安睡，胃纳减少，二便尚可。

诊见表情痛苦，舌质较红，苔薄白，脉沉弦略数。左下肢抬腿试验阳性。

诊断：左坐骨神经痛。辨证：左腿股痹证。治拟蠲痹通络止痛。

处方：腰4夹脊、环跳、殷门、委中、阳陵泉、悬钟、昆仑，均取左侧。

操作：病人向右侧卧，用30号3寸毫针刺环跳，余穴用1.5寸毫针，常规消毒，平补平泻，得气感应中等，腰4夹脊、环跳、殷门、委中、昆仑穴捻转结合提插半分钟后先出针，阳陵泉提针至皮下向远端横刺1寸许，悬钟提针至皮下向近端横刺 1 寸左右，卧针，在两支针柄上接上 6805 脉冲电针导线，以密波通电 30 分钟，针感以中等、患者较舒适耐受为宜。患者在针治前疼痛难忍，在电针至 15 分钟左右时疼痛渐渐缓和，至 20 分钟时，已基本不痛，额汗收起，出针治疗结束，愉快而回。

由于病痛起已 3 个多月，缓解后还会复发，嘱其每日或隔日针灸 1 次，10 次为 1 疗程，观察疗效。连续针治 6 次后显著好转，疼痛减轻许多，治疗 10 次后，基本痊愈。为巩固稳定疗效，又为其续治 5 次，告愈。

按语 本例坐骨神经痛，其痛位是在足太阳、少阳二经循行线上，选穴以二经腧穴为主，环跳、阳陵泉、悬钟是足少阳经腧穴，环跳是太阳少阳二经之交会穴，阳陵泉是少阳经合穴，又是"筋会"，悬钟是"髓会"，殷门、委中、昆仑是足太阳经腧穴，都是治本病有效的常用穴；腰 4 夹脊是局邻部选穴；诸穴相配，施平补平泻法，加脉冲电针，电针以患者有麻胀感舒适感为宜。经过一个半疗程的治疗，获得了满意疗效。

为稳定巩固疗效，患者须注意适当休息，勿做重体力活，保暖，不吃冷饮。待体力增强，健康完全康复后，逐渐增加工作量。

例 6 膝痹

吴某，女，76 岁，退休工人，1998 年 5 月 10 日初诊。

诉：右膝部痛已半年左右，路走多时就痛，遇天气阴冷下雨潮湿时则痛加重，走楼梯有困难，须缓缓地走。用理疗治后能减轻，但未能显效。一般情况如常。

诊见右膝略肿大，皮肤不红不发热，膝关节屈伸欠利，舌苔薄白，脉小弦。

诊断：右膝痹证。辨证：风寒湿邪痹阻经络，气血运行失畅。治拟温通经络，蠲痹止痛。

处方：梁丘、鹤顶、膝眼、足三里、血海、阴陵泉。

操作：病人仰卧屈膝，腘部垫一枕头，用 30 号 1.5 寸毫针，常规消毒，先施疾徐泻法，运针得气后守气 10 秒左右，留针温针灸 1 壮后出针（或用艾条温和灸 10 分钟）。

隔日针灸 1 次，10 次为 1 疗程。

1 疗程结束后，膝肿消退，痛亦显著减轻，多走些路也不痛，上下楼梯尚有不便。停针 1 周后复诊，症情稳定，又为其续治 6 次，走路、上下楼梯等膝关节部不痛，正常。

按语 膝关节是人体负重较大的关节，因受寒湿侵袭或劳伤引起膝部经络痹阻酸痛，活动不便，临床较为常见。因其膝关节肿大，中医古籍又称"鹤膝风"，多选用局邻部腧穴为主，温针灸法温通经络，消肿止痛。患者须注意自我保护，须少走路。尤其不宜提重物远行，膝部保暖勿使受凉，不吃寒冷食品。但也不宜过于静止不动，须适当量力地缓慢走走，有益于气血运行，促进康复。

例7 足踝扭伤

陆某，女，43岁，1976年11月23日初诊。

诉：坐公共汽车跳步下车时不慎左踝部受扭挫损伤，疼痛肿胀，走路则痛更甚，已1个多月，服过伤药，贴膏药，痛略减轻，肿仍不退。曾行X线片检查，踝部无骨折。

诊见左踝外侧沿足背肿胀明显，疼痛拒按，舌苔薄白，脉小弦。一般情况如常。

诊断：左踝部外侧软组织损伤。辨证：气血瘀滞。治拟祛瘀活血，通络疗伤。

治法：患部施浅刺、豹纹样散刺，使微出血祛瘀，促经络通畅。将治法告诉病人，征求其意见，病人表示同意后施术。

操作：病人仰卧，左踝下垫一塑料布（以免血迹污染），左外踝肿胀部先用碘酒消毒，再用酒精脱碘，用28号1寸针2支，右手持针两针相距0.5cm，露出针尖部0.3cm，在肿胀部施浅刺0.2cm左右，刺入即拔出，如豹纹样散刺，使刺入处如芝麻般点点出血，刺毕，稍等片刻，用消毒干棉球拭净血迹。

嘱保护患部干燥清洁，严防水湿污染，不要洗脚。回家宜卧床休息，在左踝下垫枕头，将脚稍抬高，使气血回流顺畅，以利退肿。

次日复诊，诉：踝痛减轻，肿亦消些，局部皮肤起皱纹。治法有效，仍照前法治疗，针数减少一些。

隔日后三诊，诉肿已消退，偶有轻痛，表示效果满意。改取邻部丘墟、悬钟、解溪、昆仑、侠溪，常规消毒，用30号1寸针，平补平泻，针感中等，静留针15分钟后出针。

隔日四诊，诉：不痛不肿，踝关节活动走路无痛，照前方又针治1次，告愈。

按语 踝部扭伤轻，疼痛微，不肿者，针刺多用局部腧穴，疏经活络，针治2～3次可愈。如果肿胀严重者，须用上述之豹纹刺血祛瘀法。曾见山乡一位踝部扭伤肿痛延数年之久的患者，遵"菀陈除之"治则，施豹纹浅刺出血法获效，如遇有出血不易止的血友病患者，当慎用此法，须注意。

例 8 跟骨骨刺

叶某，男，72 岁，退休工人，1979 年 12 月 20 日初诊。

诉：右足跟部疼痛，站立走路时明显，开始时痛轻微，逐渐加重，已 1 周左右。近日站走即痛，痛剧难忍，昨日到某医院诊治，右足跟 X 线拍片显示，跟骨后下缘长了一颗骨刺，锥形，尖向下，大如赤豆，故不能站走。医生意见是须开刀切除。因怕开刀，特来针灸科就诊，是否可治？患者将 X 线片也带来了，经过 X 线片观察，并检查其足跟，在骨刺处重压时疼痛明显，一般情况正常。

就告诉病人，如果骨刺尚软，用针直接刺其上，可能促其萎缩。如骨刺已硬，效果也许不佳。病人愿意针刺。

诊断：右足跟骨骨刺。

治法：阿是穴直接刺激骨刺，促其萎缩。

操作：病人向左侧卧位，用 28 号 1.5 寸毫针，右足跟阿是穴先用碘酒消毒，再用酒精脱碘，术者手指针具常规消毒，快速刺入骨刺基部（针下有硬物抵抗感），稍退针微换一角度再刺入，这样换 5 个刺激点刺激后出针，病人感胀痛。

第 2 日复诊，病人诉："足跟痛已减轻许多，只有轻微痛感了。"说完感到高兴。在阿是穴处按压，病人说："只有些许痛感了"。仍照昨日技法为其治疗。

第 3 日复诊时诉："足跟部位站立走路都不痛，正常了。"

高老嘱其观察 3 日，如果不痛，再去拍 X 线片复查一次，过了数日，他拿着 X 线片来说："骨刺没有了，足跟部平复了。"检视 X 线片，足跟骨正常。告愈。

按语 跟骨后下缘长骨刺，患者站走都疼痛，甚至难以忍受。直接用 28 号较粗之针，刺其基底部，使其萎缩平复，骨刺消失，痛苦也就解除，避免了外科小手术。这是直接刺激骨刺，治疗器质性疾患的针刺实例。患者感到高兴，表示感谢。

例 9 中风后遗症偏瘫

项某，男，64 岁，退休工人，1973 年 11 月 3 日初诊。

家属诉：经常头胀头痛，患者患高血压已有多年。近 2 个月来常觉肢麻，走路头重脚轻，夜眠欠安。旬日前突然头晕眼花，神昏欲跌，幸家人见状及时扶住，未曾跌仆。

诊见口角向左㖞斜，说话不清，流涎，右肢瘫痪，不能握物，上肢不能抬举，下肢不能站立，能坐，胃纳减少，大便 3～4 日一次，不畅，小便尚可，舌质较红，苔薄黄，脉弦有力。血压为 162/94mmHg。

诊断：中风偏瘫，脑血管意外，高血压。辨证：中风后遗症偏瘫，阴虚阳亢。治拟育阴潜阳，息风利窍，疏经活络疗瘫。

处方：哑门、风府、风池、廉泉；头穴运动区（左）；下关（右）、颊车（右）、地仓（右）、曲池（右）、手三里（右）、合谷（右）、风市（右）、阳陵泉（右）、足三里（右）、悬钟（右）、三阴交（右）、太溪、太冲、昆仑（右）、环跳（右）。

操作：助手扶住病人，取靠桌坐位，先刺哑门、风府、风池，消毒后，用 30 号 1 寸毫针，施平补平泻法，得气感应中等，缓缓捻转运针守气 30 秒即出针；改为仰卧位，用 30 号 1 寸针，常规消毒，刺廉泉，缓缓进针，得气后感应舒适，运针守气 15 秒左右即出针；常规消毒后，平刺头穴运动区，施快速捻针术 1 分钟左右，改为间歇动留针 15 分钟；从下关穴顺序至昆仑各穴，均用 30 号 1.5 寸毫针，常规消毒后均施平补平泻法，得气感应中等，运针 15 秒，间歇动留针 15 分钟后，全部穴位都出针；改为向左侧卧位针刺环跳穴，消毒后用 30 号 3 寸长毫针缓缓刺入，施平补平泻法，有中等酸胀或麻电样针感，缓缓捻转提插运针 15～20 秒即出针，如果有感传直至足部者效尤佳。

隔日针灸 1 次，12 次为 1 疗程。

1 疗程结束时，病人稍能站立，扶持行走数步，说话较前清楚些。休针 1 周。

续治第 2 疗程，又针灸 1 次后，已能扶杖缓行数步，说话已较清楚，口已不㖞，右上肢略能抬举，握物仍困难。胃口基本接近正常，二便亦正常。

又续治 1 疗程，共计治 3 个疗程后，下肢基本获愈能走路，但上肢功能恢复欠佳。

按语 患者患高血压已有多年，逐年加重，导致突然脑血管意外，中风偏瘫，幸有家人及时扶住没有跌仆。辨证为阴虚阳亢，本虚标实。选风府、风池、太冲、三阴交、太溪，育阴潜阳息风；哑门、廉泉通利舌窍；下关、颊车、地仓疗口㖞流涎；曲池、手三里、合谷、环跳、风市、阳陵泉、足三里、悬钟、昆仑诸穴，疏通经气以疗瘫；头穴运动区能振奋肢体运动功能。因治疗及时，医患合作良好，效果比较满意。只是上肢功能未复，需要进一步研究。总之，中风偏瘫之治疗，以早为佳。如果待几个月后才针灸，收效甚少，因脑组织病变进展加重，针灸力已难及。

对于本病，最重要的是尽量做好预防工作，防患于未然，则是上策。

浙江中医临床名家·高镇五

第四节　速迟温针，固痊心疾

心律失常在祖国医学中属"心悸""怔忡"范畴，最早见于《黄帝内经》。《黄帝内经》记载了心悸相关的症状，但未明确其病名，而是将心悸的症状叙述为"心掣""心下鼓"，对心悸的脉象也有相关论述，如"三五不调""乍疏乍数"等。现代医学治疗心律失常仍以药物为主，但存在有效率低及不良反应多等缺陷。高老对于该病有着自己独到的见解，1986 年起在针灸科开设心律失常专科门诊，因疗效显著而在学界和患者间引起极大轰动。

1. 刺之理，经脉为始

《灵枢·卫气》云："能别阴阳十二经者，知病之所生，候虚实之所在者，能得病之高下。"心律失常病位在心，高老在治疗心律失常时，除关注手少阴心经本经外，亦常配合与心脏密切相关的其他经脉上的经穴运用。如心律失常属心气虚者，取手少阴心经原穴神门；手少阴心经，其直者，复从心系却上肺，心律失常属气阴两虚，伴胸闷气短者，取手太阴肺经之列缺益气定悸；督脉主一身之阳，其脉"上贯心"，心律失常属气阴两虚兼阳虚者，取督脉鼻尖之素髎，振奋心肺阳气；足阳明经别"通于心"，心律失常伴眩晕属气虚浊阻者，常配合足三里强心定眩。穴位感应以传至胸中为佳，合《千金翼方》"凡孔穴者，是经络所行往来处，引气远入抽病也"之意。

2. 刺之要，在速迟

《灵枢·小针解》言："上守神者，守人之血气有余不足，可补泻也。"心律失常主要责之本虚标实，高老在临证施针时集得气、守神、补泻于一体，精微之意无不在于其速迟刺法之上。如治疗心动过缓，高老强调"细、徐、轻、短、舒"五字，得气应徐缓，针感应舒适，留针需短暂；治疗心动过速，得气宜缓缓增强，平补平泻，间歇动留针；治疗房颤，平补平泻，得气宜缓，感应中等偏弱；治疗心律失常伴高血压，补法为主，稍伍泻法，得气徐缓，感应舒适，间断给予 2～3 次短促的中强感应。

3. 诸疗之要，火艾为良

高老治疗心律失常时，常配合温和灸法，以取温通蠲痹之效，如治疗房颤患者，常规针刺静留针 10 分钟后，取艾条灸架在膻中、气海二穴施温和灸20 分钟；治疗冠心病、高血压伴心律失常时，亦刺灸膻中等穴，常规消毒，膻中运针守气 20 秒出针后，用艾条灸架施温和灸 20 分钟病情好转后，于心俞艾条灸架施温和灸 15 分钟，以益心宁神，促进病情及症状的好转。

4. 上工救其萌芽

高老在临床治疗心律失常时，尤其嘱咐患者注意调护，如饮食既需有营养，又需清淡易消化；劳逸结合，不过劳、不过逸；修养情志，平和心理；并注重保暖，防止寒邪入体，同时需仔细观察发病诱因，对因预防，以防止劳复、食复等变故。在对心律失常患者 1 ～ 17 年的长期随访中发现，高老嘱托具有显著预见性，我们发现疗效巩固与否，确与病后注意调护密切相关。所谓"上工救其萌芽""治未病"正是如此。

以上是高老针刺治疗心律失常经验，现附典型医案如下。

例1 频发室性期前收缩案一

吴某，男，46 岁，职工，1965 年 6 月 25 日初诊。

诉：胸闷，胸痛，气短，心悸，头晕，时作时休，起病已 2 个月左右。心电图检查为频发室性期前收缩。现正在某医院住院治疗，因疗效不明显，特来针灸科会诊。有慢性肝炎病史。

诊见唇舌色暗，舌苔薄白腻，脉细，频发结代。

诊断：频发室性期前收缩。辨证：心悸，胸痹，本虚标实。治拟蠲痹宁心定悸。

处方：内关、太渊、百会。

操作：患者仰卧，用 32 号 1.5 寸针，常规消毒，施徐疾结合捻转提插补法为主，得气徐缓，感应舒适，缓缓运针 30 秒，其间施短促中强感应 3 次，再间歇动留针 20 分钟后出针。当时患者诉胸部感觉已较舒服，不闷不痛。

隔日针治 1 次，治法同上。治疗 6 次后，结代脉明显减少，为偶发，自觉症状减轻或消失。为提高疗效，又为其续治 4 次。心电图复查为正常心电图，自我感觉良好，获得近愈。

在同年 11 月天气寒冷时，心悸胸闷轻度复发，又来治疗，为其治疗 7 次，恢复正常。

隔几年后，该病人因患头痛、坐骨神经痛又来针灸，谈及心悸、期前收缩一直未发，远期疗效良好。以后随访多年，均为正常。

按语 心悸，中医学院针灸学教材中也有此病。高老在临床接治较多心悸病例，都获良好疗效。本例为住院会诊病人，有心电图检查诊断，治愈后心电图复查，证实心电图正常。此后在学院领导支持、科室同事协作下，建立了心电图检测室，正式开展"经穴－心脏相关"的临床观察工作。并且该项工作获得了卫生厅、卫生部的课题资助。《针刺纠正心律失常的临床观察》《针刺治疗室性早搏的临床观察》《针刺治疗窦性心动过缓的临床观察》等文章，在《浙江中医学院学报》、《中国针灸》、《中医杂志》（英文版）、《上海中医药杂志》发表，并在全国针灸针麻学术讨论会、世界针灸学会成立第一次学术交流会上宣读交流，论文摘要刊登在汇编集。

例2 频发室性期前收缩案二

顾某，女，46岁，工人，1978年11月7日初诊。

诉：心悸，胸闷，气短，乏力，有时失眠，起病已2个多月。服过药，能好转，但未痊愈，常复发。

诊见舌质较红，苔薄白，脉细数，频发结代。心电图检查为频发室性期前收缩。

诊断：频发室性期前收缩。辨证：心悸，气阴两虚。治拟益气育阴，宁心定悸。

处方：内关、列缺。

操作：病人取仰卧位，用32号1.5寸针，常规消毒，施徐疾结合捻转补法，得气感应徐和，间歇动留针15分钟出针。

出针后病人诉胸闷减轻，呼吸较通畅，结代脉减少，心电图复查有好转。

次日复诊诉：自觉症状稍有减轻，照原法针治。出针后，诉有些好转。

第3日复诊诉：自觉明显好转，诊得结代脉只偶见。仍按原法针治。出针后心电图复查为正常心电图。

第4日复诊诉：已无不适感觉，舌色正常，苔微薄，脉平和律齐无结代，心电图正常。继续按原法针治以稳定疗效。

共计针治8次，近愈。

按语 《针灸甲乙经》曰："心痛，但短气不足以息，刺手太阴。"手少阴心经，"其直者，复从心系却上肺"。心脉失调，会影响肺脏之功能，出现气短、胸闷或喘，刺肺经之络穴列缺可益气调气定悸。内关与列缺配合组方施徐和之补法，获得益气育阴、宁心定悸之效。患者做好自我养护很重要。

例3 频发室性期前收缩案三

李某，男，53岁，工人，1986年11月12日初诊。

诉：心悸，胸闷，时作时休，时轻时重，起病于1年多前患感冒高热之后。

屡用中西药物治疗,均有一定疗效,但仍复发,尚未痊愈。近几日来,因较疲劳,心悸胸闷频繁发作。

诊见慢性病容,舌质红,苔少,脉沉细,频发结代。胃纳减少,二便尚调,夜寐欠安。血压正常。心电图检查:频发室性期前收缩。

诊断:频发室性期前收缩。辨证:心悸,气阴两虚。治拟益气育阴,宁心定悸。

处方:膻中、内关、三阴交。

操作:病人取仰卧位、用32号1.5寸毫针,常规消毒,施徐疾结合捻转补法,徐徐得气,感应舒适,缓缓运针守气30秒左右后,间歇留针15分钟出针。

医嘱:隔日针灸治疗1次,10次为1疗程。注意休息,预防感冒,饮食不要过饥过饱,不吃冷饮,节制肥腻煎炸之品及烟酒,要修养情志,避免激动。

11月14日复诊,诉心悸胸闷略有减轻,治法同前。

11月17日三诊,诉上次针治后,前日无心悸,昨日和今日偶感心悸,治法同前。

11月19日四诊,诉近两日无心悸,胸部舒适,夜卧较安,治法同前,间歇动留针延长为20分钟。针治至第6次,诉自觉良好,夜寐已安,一般情况正常。为巩固疗效,照原法针治至10次,即1个疗程。患者诉感觉正常,诊脉平和,心电图复查正常,获近愈。

按语 膻中是心包之募穴,又是气会,与内关、三阴交二穴相配(二穴穴义见本节例16),施以徐疾结合捻转补法,得气感应徐缓舒适,益气育阴,宁心定悸,患者自我养护良好,医患合作,是获得佳效的重要因素。初愈之后,须继续做好自我防护措施,使疗效稳定巩固。

例4 频发室性期前收缩案四

朱某,女,17岁,学生,1980年9月26日初诊。

主诉:自觉心悸已半年多,遇劳则发,半年前感冒发热,心悸。感冒治愈后,心悸未能治愈。每遇疲劳,即感心悸。今年参加高考,学习应试,感到疲劳。大学入学健康检查时,诊断为频发室性期前收缩。学校嘱其治愈后,复查正常再入学。今自觉胸闷,心悸,气短,乏力。

诊见神情抑郁,面色少华,舌质淡少苔,脉沉细,频发结代。心电图检查:频发室性期前收缩。

诊断:频发室性期前收缩。辨证:心悸,心气虚证。治拟益气宁心定悸。

处方：内关、神门。

操作：患者取仰卧位，选用 32 号 1 寸毫针，常规消毒，施徐疾补法，得气感应徐缓舒适，留针 20 分钟，间隔 5 分钟缓缓捻针 5 秒以略增针感。

出针后，患者自觉胸部舒适，脉律正常。心电图即时复查，为正常心电图。

为巩固疗效，每日针治 1 次，治法同前。前两日偶有心悸，经针灸治疗后渐恢复正常。连续治疗 6 次，自觉症状已无，期前收缩消失，已较高兴。经学校体检复查合格，正式批准入学。

按语 根据症、脉、舌的表现，辨证为心悸，心气虚证。病位于心脏及其经络。选用神门、内关二穴，神门是手少阴心经之原穴，其经脉循行"属心"，手少阴经别"属于心"，手少阴别络"入于心"，说明心之经脉络脉与心脏联系密切。《灵枢·九针十二原》曰："五脏有疾，当取之十二原。"故选心经原穴神门与心包经之络穴内关相配，亦是一种原络配穴法。本例心悸是心气虚证，毫针刺用徐疾补法，是遵照《灵枢·终始》"谷气来也徐而和"之经意，要求徐缓得气，针感柔和舒适。

例 5 频发室性期前收缩案五

顾某，女，48 岁，工人，1989 年 11 月 27 日初诊。

诉：心悸，难以自控，胸闷，气短，乏力，间有失眠、头晕，病起 1 年有余。

诊见舌尖红，苔薄白，脉沉细，频发结代。心电图检查：频发室性期前收缩，呈二联律。

诊断：频发室性期前收缩。辨证：心悸怔忡，气阴两虚。治拟益气育阴，宁心平悸。

处方：安眠、内关、神门。

操作：病人仰卧，用 34 号 1.5 寸毫针，常规消毒，施徐疾补法，徐徐得气，针感弱而舒适，运针守气 20 秒左右，改间歇动留针 20 分钟后出针。

患者在留针过程中诉：已无心悸，胸不闷。出针后即时心电图复查已明显好转，期前收缩减少。

每日或隔日照原处方操作治疗 1 次，自觉症状渐趋好转。治疗 6 次后，诉自觉已舒服。无心悸胸闷等感觉。心电图复查为正常心电图。为巩固疗效，又续治 4 次，告愈。

4 个月后随访，已正常上班。

按语 本例患者初次来针灸时，表现不安，尤其在期前收缩频发时。经接受轻柔舒适的针灸治疗，自觉症状减轻时，精神渐振作起来，愈病信心增加了。至疗程结束获愈时患者说："针灸能治疗心脏病，过去确实不知道。现在经过亲身体验，完全相信了。"并再三表示感谢，高老说："针灸治疗心悸、心痛，中医学院针灸学教材中就有介绍，相传已有2000多年历史。三分治疗，七分保养，保养重于治疗。所以病能痊愈，七分功劳是归您自己的，医生只是起一点扶助的作用。实是求是地说，病能获愈，医生先要感谢患者。因为只有您们对医生的信任，并耐心坚持与医生配合治疗，又认真做好防护工作，疾病才得获愈。"所以高老从内心真诚感谢患者对自己的信任。

例6 频发室性期前收缩，窦性心动过速

杨某，女，45岁，职员，1981年8月15日初诊。

诉：心悸，胸闷，胸痛，起病已1年余。1年多前，因疲劳过度，又患感冒，发生心悸、胸闷，以后又发作胸痛。经某医院心电图检查为频发室性期前收缩，冠心病可疑。用过中西药物治疗，能够缓解。但经常会复发，迄未痊愈。近日来心悸、胸闷、胸痛时作，夜卧难眠，口干，胃纳和大小便尚可。

诊见精神较萎顿，舌质偏红，脉促律不齐，频发结代。心电图检查：频发室性期前收缩；窦性心动过速（心率106次/分）；低电压倾向。

诊断：频发室性期前收缩，窦性心动过速。辨证：心痹，气阴两虚，本虚标实。

治疗，益气育阴，蠲痹宁心。

处方：内关、神门、安眠。

操作：病人取仰卧位，用32号1.5寸毫针，常规消毒，施徐疾补法为主，间予3次短促泻法，得气和缓，感应中等偏弱而舒适，运针20秒左右后，间歇动留针20分钟，出针。

8月16日复诊，诉：昨日针灸治疗后自觉症状略减轻。治法同上。

8月17日三诊，诉：自觉症状续有好转。治法仍同上。

8月18日四诊，诉：夜卧较安，诊脉略数伴结代。心电图检查：心率90次/分，室性期前收缩。表明频发室性期前收缩趋向好转，期前收缩次数已明显减少，窦性心动过速亦改善，心率已正常。穴法刺法合证，治法仍同前，改为隔日针灸一次。

共治疗10次（1疗程）后，诉：自觉舒适，晚上睡眠已安，一般都正常。诊脉平和，无结代，舌象如常。心电图复查正常。为稳定巩固疗效，又续治4次，结束。

按语　本例辨证病位在心脏及其经络，故选用心包经之络穴内关，心经之原穴神门，因其夜卧难眠。加专治失眠的经验效穴安眠。病为本虚标实，毫针操作以补法为主，略伍泻法。共奏益气育阴，蠲痹宁心安神之功。

例7　频发房性期前收缩，心动过缓

陈某，男，23岁，学生，1978年11月14日初诊。

诉：自觉心悸心慌，伴胸闷、胸痛，起病约1周，夜寐欠安，乏力。

诊见舌淡无苔，脉缓而弱，频发结代。心电图检查：频发房性期前收缩，呈二联律，窦性心动过缓伴不齐，心率56次/分。

诊断：频发房性期前收缩，窦性心动过缓。辨证：心悸，气虚型。治拟益气宁心定悸。

处方：内关、神门、足三里、安眠。每次选两穴，交替使用。

操作：病人取仰卧位，用32号1.5寸针，常规消毒，施徐疾补法为主，得气感应徐缓舒适，捻转运针守气20秒，其间予短促中强感应1次，间歇动留针15分钟出针，每隔5分钟运针1次。诉胸部已舒服。

出针后5分钟心电图复查为正常心电图。每日针治1次，连续治疗3天，自觉症状已无，脉象、心脏听诊、心电图复查均正常，照常上课。为稳定疗效，又续治3次，告愈。

1979年7月5日随访，诉均正常，心电图复查正常。

1980年10月18日随访，心电图复查正常。自觉正常，远期疗效稳定。

按语　本例患者心悸起病两年左右，在劳倦时易发，症情亦轻，休息服药后就渐复正常。这次如此重的心悸心慌胸痛还是第一次，自查原因，可能与学习过于劳累，睡眠不足有关。经某医院诊治服药疗效不显，嘱其请假1个月休息治疗。患者不愿耽误功课，没有请假，而接受针灸治疗。结果收到意想不到的满意效果，高兴之情，溢于言表。嘱其注意保养，稳定疗效。近两年的两次随访，均正常。

例8　窦性心动过缓，高血压

戈某，男，54岁，工人，1978年2月14日初诊。

诉：胸闷，胸痛，气短，起病已4年余。6年前因眩晕、头胀，经某医院诊断为高血压，经常服用降压药物；4年余前出现胸闷，气短，胸痛，时作时休难愈。近3个多月来至暮踝部浮肿，夜卧欠安，胃纳较减，二便尚调。

诊见慢性病容，形体较瘦，舌质红苔少，脉细弦迟缓。测血压为165/92mmHg；心电图检查：窦性心动过缓，心率45次/分；左室外膜高电压。

诊断：窦性心动过缓，高血压。辨证：胸痹，气阴两虚，本虚标实。

治疗：益气蠲痹，育阴潜阳。

处方：内关、足三里、三阴交。

操作：病人仰卧，用 36 号 1.5 寸针，常规消毒，施徐疾补法为主，略伍泻法，缓缓得气，针感轻柔舒适，间歇予短促中强感应 3 次，守气半分钟左右后，静留针 10 分钟后出针。

5 月 16 日复诊，诉：胸闷、胸痛有所减轻。治法同前，静留针 10 分钟。

5 月 18 日三诊，诉：夜卧渐安，胸痛未作，脉率 50 次 / 分。治法同前。

5 月 21 日四诊，诉：头晕未作，脉率 52 次 / 分，测血压为 152/86mmHg。治法同前。

5 月 23 日五诊，诉：自觉症状明显好转，夜卧亦安，血压 146/84mmHg。

处方：内关、列缺、素髎。前二穴施徐疾补法，缓缓得气，弱中针感，静留针 10 分钟；素髎穴用毫针刺皮刮柄法，频率为 1 次 / 秒，刮 2 分钟。

5 月 26 日六诊，心电图检查示心率 58 次 / 分。治法同前。

以后隔 1～2 日针治 1 次，10 次为 1 疗程。1 疗程满，停针 1 周，续第 2 疗程，处方：内关、列缺、足三里、三阴交、素髎等穴。每次选取 2～3 穴，轮流使用。

6 月 18 日七诊，复查心电图示心率 64 次 / 分，血压 126/84mmHg。踝部已无浮肿。为巩固疗效，又续治 6 次，心率、血压均正常。

按语 据症、脉、舌表现，病位主要在心脏及其经络。中医辨证为胸痹，气阴两虚，本虚标实。选用心包经之络穴内关，胃经之合穴足三里，培生化之源以益心气，蠲心痹；取脾肾肝三经交会穴三阴交，以交通心肾，育阴潜阳；列缺是肺经之络穴，因手少阴心经经脉"上肺"，心脏经络痹阻不畅，则影响肺脏功能，致胸闷气短或胸痛，选取列缺旨在通调肺脏经气，肺气畅运，胸部自舒；素髎位于鼻尖，是督脉腧穴，督脉主一身之阳，其脉"上贯心"，肺气通于鼻，鼻为肺之窍，心脉痹阻不畅，脉象迟缓，心动过缓者，取素髎施刺皮刮柄法，可振奋心肺阳气，有通络蠲痹，升心率的作用。

注意：素髎对针刺特别敏感，对体弱应激功能低的患者不宜强刺激，宜施弱刺激技法。刺皮刮柄法，是患者能接受的一种刺法，实践证明，其是治疗胸痹（窦性心动过缓）的一种有效技法。

例 9 窦性心动过缓案一

王某，男，57 岁，职工，1978 年 4 月 7 日初诊。

诉：胸闷，喉部气塞不舒，心悸，起病已1年多。经服药治疗，时效时差，疗效不显。时有畏寒乏力，胃口尚可，二便亦调，夜卧安好。舌质淡，苔薄白，脉缓弱。听诊心率50次/分。心电图检查：心率49次/分。血压：106/70mmHg。

诊断：窦性心动过缓。辨证：心悸，气虚型。治拟益气宁心。

处方：素髎、内关、神门、列缺。素髎每次用，其余每次选1~2穴。

操作：病人取仰卧位，用36号1.5寸针，先刺素髎，常规消毒，刺皮刮针柄1次/秒，刮1~2分钟；再针刺余穴，施徐疾补法，缓缓运针得气，感应舒适，缓缓捻转守气1分钟出针。隔日针治1次，3次后，改为缓缓得气，守气1分钟后，静留针5~10分钟，出针。

8次为1疗程，停1周后续第2疗程。共治2个疗程，获基本痊愈。

按语　在治疗过程，随着针灸次数的递增，胸闷、气塞、畏寒等自觉症状渐趋减轻缓解，心率缓缓上升至正常水平。5月28日心电图复查，心率56次/分。6月9日复查，心率为61次/分。除有轻度乏力感外，自觉症状已全消失，获近愈。患者对饮食、心态、劳逸、生活作息等自我养护工作做得较好，并能坚持耐心针灸治疗，故收到较好的疗效。

例10　窦性心动过缓案二

钟某，男，53岁，工人，1978年11月12日初诊。

诉：胸闷，气短，胸痛，时有心悸、乏力，起病已1年余。服药治疗后能好转，但疗效不稳定，常复发。胃口一般，大小便尚可，夜眠亦安。

诊见慢性病容，舌苔薄白，脉细迟缓。心电图检查：心率45次/分。血压：128/86mmHg。

诊断：窦性心动过缓。辨证：胸痹，心气虚。治拟益心气，蠲胸痹。

处方：心俞、内关、列缺。

操作：病人先向右侧卧位，常规消毒，用36号1寸毫针，先针心俞，针尖向脊柱斜刺，施徐疾结合捻转补法，得气感应徐缓舒适，缓缓捻转守气30秒左右出针。改为仰卧位，常规消毒，针内关、列缺，施徐疾结合捻转补法，徐徐得气，针感舒适，缓缓捻转守气5秒左右后，静留针10分钟出针。病人即诉胸闷减轻，呼吸觉畅。

隔日针治1次，治疗6次后，诉自觉症状明显好转。续治4次，疗效稳定。心电图复查，心率58次/分，获基本近愈。

按语　本病辨证为胸痹，心气虚。选取心俞、内关，可补益心气，通络蠲痹。

例11 窦性心动过缓案三

夏某，男，42岁，工人，1982年5月7日初诊。

诉：胸闷，气短，时感胸痛，起病已3年多。

病史：3年多前，因经常睡眠不足，疲劳，开始头晕，胸闷，气短，胸痛，乏力。曾在某医院住院治疗两次。心电图检查诊断：窦性心动过缓；频发房室交界区性期前收缩。今觉头晕，畏冷，胸闷，气短，偶有胸痛，口干，乏力，踝部浮肿，至暮尤甚，夜寐欠安，纳减，二便尚可。

诊见面色少华，舌质色淡而胖，舌边齿痕明显，脉细缓，结代频作。心电图检查：窦性心动过缓，心率48次/分；频发房室交界区性期前收缩，呈三联律。

诊断：窦性心动过缓伴期前收缩。辨证：心痹，气阴两虚兼阳虚。治拟益气扶阳，蠲痹，育阴宁心。

处方：内关、素髎、三阴交、安眠。

操作：患者取仰卧位，用36号1.5寸毫针，常规消毒，除素髎外，施徐疾结合捻转补法，得气徐缓，针感以弱为主，略伍中等感应，缓缓持续运针守气半分钟左右后，静留针5分钟出针；素髎穴用刺皮刮柄法，以1次/秒之频率，刮针柄2分钟。切勿刺入皮下，因此穴特别敏感，须防患者不适应。

5月9日复诊，诉：针治后胸闷稍减。治法同前，留针延长至10分钟。

5月11日三诊，脉率50次/分，结代脉减少。治法同前。

5月14日四诊，诉：夜眠较安。诊脉律齐无结代，心率54次/分。治疗效果较佳，患者面呈喜色。如此每隔1～2日治疗1次。腧穴或以列缺易内关，或以膻中易内关。睡眠正常后减去安眠穴。连续针治9次后，自觉症状消失，胃纳增加，足踝部浮肿亦退。心电图复查，心率58次/分，无期前收缩。为稳定巩固疗效，又续治4次，心率64次/分，律齐，脉象较软，舌胖齿痕仍存在，表明心率已正常。体质虚弱之恢复，尚须缓图。继续选用内关、足三里以补法调治，共治20次（2个疗程），心电图检查正常，获得近愈。

按语 本例患者起病已3年多，胸闷，气短，乏力，踝肿，舌胖边有齿痕，脉缓伴结代，为心气虚表现；胸闷、胸痛是心脉痹阻之征；口干、艰寐属阴虚；阳虚易畏冷。综合症脉舌象，病位在心脏及其经络，选用与心脏有联系的心包、脾胃、肺和任督经脉的内关、三阴交、足三里、列缺、膻中、素髎和奇穴安眠，交替使用，施用徐缓得气，针感轻舒为主之刺法，共奏补气阴，益心阳，扶正安神，行气蠲痹之功。

例12 窦性心动过缓案四

徐某，女，72岁，退休职工，1987年3月10日初诊。

诉：心悸，胸闷，气短，乏力，头晕，时作时休，起病已3年多，用过多种药物治疗，有效，但迄未痊愈。近旬日来，心悸、胸闷、气短、乏力又复发。

诊见舌色淡，质胖嫩，苔薄白，脉沉迟缓。口淡纳减，二便尚调。心电图检查：心率44次/分。

诊断：窦性心动过缓。辨证：心悸，胸痹，气虚。治拟益气蠲痹，宁心平悸。

处方：内关、列缺、足三里、素髎。

操作：病人取仰卧位，用36号1.5寸毫针，常规消毒，内关、列缺、足三里施徐疾结合捻转补法，得气徐缓，感应弱而舒适，静留针10分钟即出针，素髎穴用刺皮刮柄法，以1次/秒之频率，刮柄2分钟。

3月12日复诊，诉：自觉症状略有减轻。治法同前。

3月14日三诊，听诊心率47次/分。治法仍同前。

如此隔1～2日针治1次，针治4次后，心率为49次/分。针治10次满1个疗程时，心率为53次/分，胃纳略增，偶有心悸胸闷。停针1周后续第2疗程。

诉：偶有心悸、胸闷。诊脉细缓，舌淡胖嫩，听诊心率为53次/分。症情稳定，治宗前意。

处方：①内关、列缺、素髎。②间使、足三里、素髎。两组处方，交替使用。针刺技法同前。

隔1～2日针治1次，10次为1个疗程。第2疗程结束时，心电图复查，心率58次/分，诉感觉均舒服。

为稳定巩固提升疗效，又续治1个疗程。第3疗程结束时，心率已升至62次/分，患者诉感觉舒适，胃口亦可。随访几次，心率稳定在62次/分，感觉舒适，胃口好。随访多次，心率稳定在58～62次/分之间，惟舌淡胖嫩仍如前。体质的改善是较为缓慢。

嘱善自养护，切勿劳倦，保持充足睡眠，心态平和，饮食既需注意营养，又宜清淡，勿食肥腻厚味，煎炸之品，量少为宜，切勿过饱；预防受凉感冒；散散步以助消化。

按语 关于针刺治疗窦性心动过缓刺技的初浅体会，其要点是细、徐、轻、短、舒。细，选用36号细针；徐，得气须求徐缓；轻，手法操作要轻柔；短，留针时间宜短暂，5～10 分钟，舒，患者针感应舒适。必须避免用粗针，禁快速得气法，手法不可重强，留针时间不可长，针感忌难受。录此谨供参考。

对年老体衰之患者，常用益心阳和血气之中药煎剂内服，配合治疗，处方：桂枝 5g，炙黄芪 15g，太子参 15g，丹参 9g，炒当归 9g，炙甘草 5g，麦冬 9g，陈皮 5g，茯苓 9g，炒白芍 9g，红枣 9g。每日 1 剂，煎 2 次分服。可服 10～20 剂。患者应注意自我养护，切勿疲劳、受凉。保持情志调和，饮食有节，睡眠正常。

例 13 窦性心动过速

卞某，女，33 岁，工人，1978 年 11 月 1 日初诊。

诉：心悸，心慌不宁，气急，头常胀痛，起病已 2 年左右。经常心跳过快，最快时心率达 150 次/分。服药治疗有效，但复发。今又心悸不宁，气急。

脉诊细数，颧部微红，舌尖红少苔。心电图检查：心率 125 次/分，窦性心动过速。

诊断：窦性心动过速。辨证：心悸，阴虚阳浮，心神不宁。治拟育阴潜阳，宁心安神平悸。

处方：内关、尺泽、三阴交。

操作：病人取仰卧位，用 32 号 1.5 寸毫针，常规消毒，顺序针刺，施平补平泻法，得气感应宜缓缓增强，舒适耐受，间歇动留针 15 分钟。留针至 10 分钟左右时，诊脉脉率为 88 次/分。出针后心脏听诊，心率为 96 次/分，与针治前比较已明显下降。

11 月 3 日复诊，诉：心悸气急明显减轻。诊脉脉率为 92 次/分。照原法针治。

11 月 5 日三诊，诉：心悸未作，感觉舒服。为稳定疗效，又按原法针治 1 次。旬日后随访，已上班工作，诉感觉正常。

按语 内关、尺泽、三阴交三穴相配，施平补平泻法，具有育阴潜阳，宁心安神疗悸之功。

患者须注意适当休息，少说话，勿疲劳，宜安静，戒激动，保持心态平和；饮食宜清淡，不吃肥腻厚味，不吃辛辣烟酒，避免受凉感冒。曾治疗本病多例，均获良效。

例 14 心房颤动

赵某，男，67 岁，退休工人，1982 年 11 月 9 日初诊。

诉：心悸不宁，左胸觉闷，间有轻微疼痛，呼吸不顺，气急，时有头晕、乏力，易汗，病起已经 10 余年。胃纳尚可，二便如常，夜眠易醒多梦。

诊见精神萎顿，语音不扬，脉细弱不齐，舌质较暗，苔白薄腻。心电图检查诊断为心房纤维性颤动。

诊断：心房颤动。辨证：心悸怔忡，气虚脉痹。治拟益气宁心，温通臑痹。

处方：膻中、气海、内关、郄门、血海，耳穴心、神门。

操作：病人取仰卧位，用 36 号 1.5 寸毫针，常规消毒，顺序针刺，施平补平泻法，得气宜缓，感应中等偏弱，每穴运针守气 15 秒左右，静留针 10 分钟后出针；再用艾条灸架在膻中、气海二穴施温和灸 20 分钟；耳穴心、神门各贴耳穴专用磁珠 1 粒，每穴 1 秒钟捏压 1 次，连续捏压 60 次，轻重以患者能耐受之轻胀感为宜（禁用重力捏压）。同时将捏压法操作教会病人或其家属，每日早中晚各捏压 1 次，方法同上。

开始每日针灸 1 次，连续治疗 3 次后，改为隔 1～2 日针灸 1 次，10 次为 1 疗程。治疗 5 次后，患者诉自觉症状渐有减轻。1 疗程结束时，觉明显好转。休针 1 周后，续第 2 疗程。自觉症状续有好转，心悸偶作，头已不晕，呼吸顺畅，夜卧较安。为稳定提高疗效，又续治第 3 疗程，第 3 疗程结束时，诉自觉无不适感。心电图复查为正常心电图，基本近愈，停针观察。3 个月左右后随访，诉自觉基本稳定，只在疲劳时偶有心悸，生活正常。

按语　高老曾治疗 10 余例心房颤动病人。对阵发性或有间歇期的心房颤动针灸疗效较好，能逐渐获得控制，停止发作。对日夜持续的发作者（多有心脏器质病变），病程久的，针灸无效，尚须进一步观察研究。有学者认为对持续不停发作的心房颤动，身体如无明显不适，生活能够维持自理，也可考虑不予干预，因治之亦无益。但只宜做些力所能及的轻工作或家务，加强自我防护，预防感冒、泄泻、失眠等疾病，以期带病延年。

例 15　冠心病，高血压

钱某，女，56 岁，退休工人，1988 年 12 月 6 日初诊。

诉：胸闷，胸痛，心悸，起病已 2 年多，有咳痰史多年。1 年多前在某医院经心电图、血脂等检查，诊断为冠心病。用药物治疗感觉有效，但常复发。近几日因家务劳累，胸闷胸痛发作较频，时有眩晕，夜眠欠安，口干，咳嗽有白薄痰，胃纳减少，二便尚调。

诊见面色少华，舌质胖暗，苔薄腻，脉细弦滑。血压：160/94mmHg。心电图检查：心率 76 次/分，律齐，ST-T 改变。血脂：血清外观微混，TG 246mg%，TC 236mg%，HDL-Ch 43.6mg%，LDL-Ch 122.4mg%

诊断：冠心病，高血压。辨证：心痹，眩晕；气虚浊阻，本虚标实。治拟益气化浊蠲痹，宁神定悸，降压止眩。

处方：心俞、脾俞、膻中、内关、三阴交、太冲。

操作：病人向右侧卧，先刺心俞（向脊柱斜刺）、脾俞，用36号1.5寸针，常规消毒，施徐疾结合捻转补法为主，稍伍泻法，得气徐缓，感应舒适，每穴运针守气20秒左右，其间予2～3次短促的中强感应，术毕即出针，出针后改为仰卧位，刺灸膻中等穴，常规消毒，刺法同上，膻中运针守气20秒出针后，用艾条灸架施温和灸20分钟；内关、三阴交、太冲运针守气20秒后间歇动留针20分钟出针。

隔日或隔2日针灸1次，10次为1疗程。第5次复诊时病人诉胸闷等均有明显减少，夜卧较安，1疗程结束时，病人诉自觉有明显好转。

1989年1月5日第2疗程开始，诉：已无胸痛，胸闷明显减少，夜卧较安，眩晕减轻。

诊见面色较好，舌色红，苔薄腻，脉细兼滑，治从前意。

处方：心俞（或夹脊胸5）、内关、足三里、三阴交。

操作：病人向右侧卧，先刺心俞，常规消毒，向脊柱斜刺，施徐疾补法，得气感应徐缓舒适，持续运针守气30秒左右即出针，用艾条灸架施温和灸15分钟，灸毕改为仰卧位，刺内关、足三里、三阴交，用徐疾补法为主，得气须徐缓舒适，运针守气20秒左右，其间给予2～3次短促泻法，再间歇动留针15分钟出针。

隔1～2日针灸1次，第2疗程结束后，病人诉自觉胸部舒服，已明显好转，休息1周后续第3疗程。

处方：①膻中、内关、足三里。②胸5夹脊、三阴交（右）、太冲（左）。两组穴位交替使用。

操作：①方，病人仰卧，常规消毒，具体刺灸法同上。②方，病人向右侧卧，伸右腿，屈左膝，先常规消毒后刺胸5夹脊，施徐疾补法，徐徐得气，感应舒适，持续运针守气20秒左右即出针，再用艾条灸架施艾条温和灸15分钟；同时用平补平泻法刺左太冲、右三阴交，运针守气10秒左右后间歇动留针15分钟，灸毕同时出针。

第3疗程结束后，诉自觉都舒服，胃口好，大小便正常，夜眠安，咳痰减少。血压126/82mmHg。心电图复查正常。血脂：TG 163mg%，TC 146mg%，HDL-Ch 49mg%，LDL-Ch 97.4mg%。

按语 本病全称为冠状动脉粥样硬化性心脏病，伴高血压。心俞、膻中、

浙江中医临床名家·高镇五

内关分别是心之背俞穴、心包之募穴和络穴，善于和调心气，宁神定悸；脾俞、三阴交可化痰浊以蠲痹；太冲乃足厥阴肝经之原穴，与三阴交相伍，可平肝降压止眩；夹脊胸5之功用和心俞相同；因足阳明经别和心相通，足三里亦有良好的益心宁神，化浊蠲痹，降压作用。

为了提高和巩固疗效，稳定健康，患者自己必须实施好以下几点防护措施。

一是饮食既须有营养，又须清淡易消化，品种略多，数量宜少。吃什么？应据各人各地饮食习惯，食品供应等条件，因人因地制宜。但为了保护循环通道、血管经络健康畅通，应尽量不吃少吃肥腻黏滞、腌腊熏烤煎炸之品，不吃过咸、过甜、过辣、过烫、过冷食品，不吸烟，不喝或少喝酒；常吃新鲜各色蔬菜水果，豆类及豆制品，适当吃些奶、蛋、禽、瘦肉、鱼类食品，不忘适量饮水。

二须劳逸结合，不过劳，不过逸，病未愈时应休养，切勿疲劳。宜适当在户外散步走走，吸新鲜空气，有助消化和经络气血通畅。但需量力，留有余地，保持睡眠充足。

三须修养情志，平和心理，喜怒切勿太过，保持良好的心态，是维持阴阳气血脏腑经络正常的重要条件，亦是保障正常睡眠的重要条件。总之良好心态是预防冠心病复发或加重、维护健康的重要内容。

四须避免寒邪侵袭，维护身体和手足温暖，使经络气血运行顺畅，心律心率正常。这是预防因寒冷诱发冠心病、高血压的重要措施。

五是患者须仔细观察诱发冠心病、高血压的原因，由于冠心病、高血压的病因复杂，患者自己观察研究发病原因，并针对原因实施预防，这样效果会更好。预防之效远胜治疗，珍视自己的健康很重要。当疾病痊愈时，如果论功，患者占功七八，医生只是助一臂之力而已。

例16 频发室性期前收缩，高血压，偏瘫

沈某，男，50岁，工人，1979年9月10日初诊。

诉：心悸，起病已10个月左右。1978年12月，因高热、心悸，住某医院治疗，诊断为病毒性心肌炎。热退后遗留心脏期前收缩。出院后用中西药治疗3个多月，疗效不显。上月初患中风，左肢不遂，迄今已月余。某医院诊断为脑梗死。眩晕、高血压病史2年余。今常胸闷，心悸，左肢不遂，夜卧不安，时有眩晕，胃纳、二便尚可。

诊见左上下肢活动障碍，步态不稳，舌质红，苔薄腻，脉沉弦，频发结代。

测血压为 156/90mmHg。心电图检查：频发室性期前收缩，左室外膜高电压。

诊断：频发室性期前收缩，高血压，脑梗死后遗偏瘫。辨证：心悸，左肢不遂，眩晕；阴虚阳亢。治拟宁心定悸，育阴潜阳，止眩，疏调左肢经气。

处方：风池（双）、内关（双）、足三里（双）、三阴交（双）、太冲（双）、曲池（左）、环跳（左）。

操作：患者取仰卧位，选32号1.5寸针，先刺前五穴，常规消毒，施平补平泻刺法，得气感应中等，舒适耐受，每穴缓缓运针 15～30 秒后间歇动留针 15 分钟出针；改向右侧卧位，刺左曲池、环跳，得气感应中等，环跳以向下肢远端传感为佳，缓缓运针 1 分钟左右出针。

9 月 12 日复诊，诉自觉胸闷减轻，夜卧较安。处方操作方法同前。

9 月 14 日三诊，结代脉减少，病人诉针灸治疗有效。治法同前，留针延长至 20 分钟。

如此每隔 1～2 日针灸治疗 1 次，治 8 次后期前收缩已为偶发，心悸、眩晕显著减轻。继续针灸治疗 5 次，自觉症状消失，感觉舒适，脉象、舌苔正常，血压为 128/84mmHg，心电图复查正常。此后专治左肢不遂。

1979 年 12 月 20 日随访，心电图复查正常，只是左肢不遂，继续治疗。

1981 年 11 月 12 日随访，自觉正常，脉象亦正常，已上班工作。

按语 根据患者症、脉、舌表现，辨证为心悸，眩晕，中风后遗左肢不遂，阴虚阳亢。病位主要在心、肝、脑和相关经络。处方选心包、肝、胆经和阳明经腧穴为主。内关是心包经之络穴，通阴维脉。《灵枢·经脉》曰："心主手厥阴心包络之脉……是动则病……心中憺憺大动……是主脉所生病者，烦心，心痛"；"手心主之别，名曰内关……循经以上系于心包，络心系，实则心痛……取之两筋间也"。选用内关能宁心定悸；足三里是足阳明胃经之合穴，足阳明经别"通于心"，足三里具有强心气、益心血、平悸疗眩晕的作用；三阴交是脾、肾、肝三经交会穴，太阴脾经"注心中"，少阴肾脉"络心"，足厥阴经别合于少阳"上贯心"，脾、肾、肝三经与心脏都有联系，故三阴交可补心血，交通心肾，益阴潜阳，健脾疗心疾；风池是胆经腧穴，胆和肝互为表里，足少阳经别"上贯心"，风池可壮胆宁心，安神潜阳，有防治中风的作用；太冲是足厥阴肝经原穴、输穴，足厥阴经脉"与督脉会于巅"，同脑相通（督脉入脑），足厥阴经别"上贯心"，取太冲可育阴潜阳，平眩晕，降血压，宁心安神治心悸；曲池是多气多血的手阳明经的合穴，既可引上亢之气血向下以降血压，又可疏调经气治上肢不遂；环跳是足少阳经和足太阳经之交会穴，与足三里等下肢诸穴相配，疏调下肢经气以治不遂。本病辨证为阴虚阳亢，虚中有实，故用平补平泻刺法（也可施先补后泻法）。由于患者针灸治疗及时，自我保养防护工作认真，能积极耐心坚持针灸治疗，医患双方配合良好，故收效颇为满意。

第五节　承古纳新，病未可畏

在常规针刺治疗疾病之余，高老承古纳新，不断学习，通过访师求教和中西医理论互参，发明创造了很多新的疗法与理论，不仅增强了针刺疗效，亦拓展了针刺治病病种，如"甲根穴"的发明、"拨耳法"治耳聋、睛明穴治咯血等，其中从古典学识中发掘新知的开创性思路是为要点，医者仁心为病人亦是明言。现附典型医案如下。

例1　尿失禁

蒋某，男，83岁，退休教师，1999年8月15日初诊。

家属诉：今年7月份因下肢轻瘫，站走困难，小便不能自控，服药约半个月无效。住入某医院治疗1个多月，经药物、导尿管等多种方法治疗，无效而出院。出院后在家又服药2个月左右，尿仍不能自控。常需用尿壶为其接尿，接不及时经常尿床，尤其是夜间，大家要睡觉，更难接好尿。患者自己说没有觉得有尿意，尿出后，裤子被褥湿了，家人说时，才知又尿床了。说后叹息不已。如此不分日夜，多次尿床，房内空气污染，不仅患者身心承受莫大痛苦，给家属也带来不少麻烦焦虑。每天要洗晒被褥衣裤，遇阴雨天气，麻烦更多。

家属和患者都要求先治疗尿失禁，解除其最为痛苦的事情。至于双下肢站走困难，可作为缓一步的治疗。

住院时做过CT检查，报告为左大脑萎缩，左颞、顶叶有脑梗死病灶。诉偶有胸闷，胃纳少，大便1～2日一次，夜卧欠安。

诊见精神萎靡不振，表情淡漠，语音低微，两下肢肌肉轻度萎缩。舌质红绛而干，苔薄黄，脉沉细。

诊断：中风后尿失禁。辨证：肾气虚膀胱失约，元神失司。治拟补益肾气固脬调元神。

考虑到患者已住院请中西医专家诊治，经药物和导尿等多种方法治疗无效，病已延了3个多月。针灸短时间内也不会取效，需安排疗程治疗一段时间，才可慢慢见效。患者已是耄耋之年，体质已衰，要多次接受针刺刺激，须防体力不支，难以持久针治。为此决定选用刺激轻微、易为患者接受和合作的耳穴贴压磁珠进行治疗。此法将磁珠贴在耳穴后，实际上是将疗法留置在耳上了。家属自己可以每天进行捏压治疗，其治疗作用可较好地持续发挥。

耳穴处方：肾、膀胱、神门、心、皮质下。每次选用三穴。左右两耳轮流贴压。

操作：在左耳先用碘酒消毒，待稍干，再用酒精脱碘，每穴贴上一粒耳穴专用磁珠，贴固之后，术者用拇指指腹抵住耳背，食指压在磁珠胶布上，拇食两指捏住磁珠，一捏一放地进行捏压操作，每穴捏压 90 下，三穴约捏压 8 分钟，轻中度刺激感，以患者能接受为度。切勿捏得过重，如果过重，一是患者疼痛难受不利于连续治疗，就会影响疗效；二是捏得过重，次数积累多了可能使耳穴皮肤破损，甚至感染。故必须高度警觉，树立预防为主思想。

在捏压操作过程中，让其家属细细观看，其实是向其家属做示教，嘱家属同样地每日早、中、晚各为其捏压 1 次。就是每日捏压治疗 3 次。

隔 3 日之后复诊，其症情没有明显的变化，照方案施治。去掉左耳磁珠，并用酒精棉花球拭一下。再在右耳选三穴用碘酒、酒精消毒后，贴上新磁珠，贴好后当即为其捏压，每穴捏压 90 下。如此每隔 3 日复诊 1 次，左右两耳轮流贴压。有时患者觉胸闷气窒，就加心、肺二穴，有时觉胃脘不舒，食欲减退，就加脾或胃穴；有时大便不畅，腹部不舒，就加大肠、腹穴，常收良效。

此外嘱家属每天为患者自上背至腰骶部，四肢部从上至下做推摩 1 ~ 2 次，每次推摩 80 ~ 100 下，助其经络气血运行，以利康复。

用耳压法治疗约 8 次后，患者已有尿意感觉，能控尿片刻，使家属用尿壶接上尿。但有时呼家属来不及，仍会尿床。治疗 15 次后，即治疗 1 个半月左右后，患者有尿意时可以自主地控制，家人都可以为其接住尿，不再有尿床的情况。患者和家属都表示满意。

为了巩固疗效，照原法又治 6 次，自主控尿排尿功能稳定正常，告愈。

随访观察数月，疗效稳定，精神明显好转，胃口、大便、睡眠均正常，舌质色泽正常，脉较平和。只是下肢软弱，站走仍然困难，患者年高体衰，脑部病变，康复尚需时日。

按语 本例尿失禁，经过 3 个多月的中西药（其中住院 1 个多月）的治疗，疗效未能满意。无计之中探试针灸。又鉴耄耋老翁，体衰肾虚，难以速效。

以体质病情整体考量，拟选耳穴贴压磁珠治疗，实践表明：此法患者乐意接受，配合良好。每隔 3 日换耳贴压 1 次，家属每日捏压 3 次，并配合背腰四肢推摩，共治疗 1 个半月，尿能自控。为稳定巩固疗效又治 6 次（半个多月），尿失禁获愈。

膀胱失固，尿意不知，实乃元神（脑为元神之府）对膵气失控所致，与年高肾衰亦有关系。选用耳穴肾、膀胱、神门、心、皮质下，益肾固膵调元神，使元神恢复对膀胱的司控功能，能感知尿意，控制排尿。

刺之理，经脉为始。足太阳膀胱经"从巅至耳""从巅入络脑"，"属膀胱"；膀胱经沟通了耳与膀胱、耳与脑、脑与膀胱。通过选耳穴贴压磁珠的捏压刺激，激发经络的反射调节，使大脑恢复对膀胱的正常调控功能，尿失禁乃愈。

耳郭分布着多种神经，其中有来自脑神经的迷走神经，有颈外动脉来的交感神经，在耳甲腔、耳甲艇分布较多。耳压磁珠通过神经反射至中枢神经系统，影响到病患器官而获得其功能的调整，恢复控尿排尿之功能。

诗赞耳穴压珠愈尿失禁

耄耋膵弛实可嗟，尿液自流神情焦。

因是元神失司控，药治百日效果差。

小珠几粒压耳穴，四十几天获嘉效。

探问此中何机理，耳内经络通胱脑。

对尿失禁之病，如果是身体初老，体质尚可，也常选用气海、关元、中极、水道、肾俞、膀胱俞、阴陵泉、三阴交、复溜、太溪等穴，每次取 3～5 穴，轮流使用，只要能接受针灸治疗，配合良好，疗效亦佳。

例 2 聋哑

岑孩，男，5 岁，1956 年 4 月 2 日初诊。

家长诉：3 个月前患儿发热，神昏，约 5 日，经医院治疗而愈。但发现不会说话了，耳也听不见了。饮食、大小便、睡眠均好。

诊断：聋哑。辨证：耳喉舌经气痹阻。治拟疏导耳喉舌部经气，启闭开窍。

处方：①听宫、哑门、廉泉、外关、合谷。②听会、风府、廉泉、支沟、三间。

操作：患儿由家长抱扶，先取①方，用 36 号 1 寸针，常规消毒，施徐疾补法，每穴缓缓捻转运针 10 秒即出针。二方轮流使用。

如上法每日治疗 1 次，针治 6 次后，改为隔日针治 1 次。针治至第 26 次后的一天傍晚，其父亲见到自己的孩子同邻居的孩子一起玩耍时在说话了，耳也能听见了，听觉正常了，当时真高兴得热泪盈眶。聋哑证告愈。

按语 本例是热病后遗留聋哑，邪毒灼伤耳喉舌部经络（也可能与药毒有关），导致耳喉舌部经气痹阻而成聋哑。须重视治聋，聋愈能听，哑即易愈。

听宫、听会是耳区治聋主穴；外关、支沟、合谷、三间是手少阳和手阳明经之腧穴，其经脉或别络均循行至耳，能疏导耳窍经气；风府、哑门、廉泉诸穴分属督任二脉，善于疏导喉舌经气，乃治哑之要穴；合谷等穴对喉舌部经气亦有疏通作用。诸穴相配加强功效。聋哑的治疗并非易事，能较顺利获效，主要是病程尚短，治疗及时；其次是家长坚持用针灸治；再是选穴刺法适合体质病情，患者和家属能够接受配合。缺少一点治愈可能，其治疗均会困难。

1969年，高老在嵊县三界巡回医教期间，遇一4岁男孩，患高热神昏，经当地医院药物治疗痊愈后，遗留聋哑已两个多月。给予针灸治疗而愈，听觉说话都恢复正常。

例3 耳鸣

王某，男，68岁，退休工人，1993年4月17日初诊。

诉：耳内嗡嗡，次次鸣响，已1年左右。时鸣时歇，时轻时重。总的是鸣时短，歇时长；重时短，轻时长。因耳鸣而心烦不宁，每当情绪有些激动时，鸣响加重，伴有重听。有时会影响睡眠。按压外耳道口，鸣声不减。用过药物治疗，效果不显。

诊见舌苔薄白，脉略弦，一般情况如常。

诊断：耳鸣。辨证：少阳经气逆乱，耳鸣。治拟调气顺络止鸣。

处方：①听会、外关、阳陵泉。②耳门、支沟、悬钟。

二方轮流使用。再加用手指从耳背向前连续拨动耳轮60～100下，每日拨1～2次。

操作：病人仰卧，用32号1.5寸针，常规消毒，施平补平泻法，进针得气宜缓，针感由轻渐趋中度，运针守气1分钟后，间歇动留针30分钟，出针。每日或隔日针治1次，7次为1疗程。拨耳法：当耳鸣响时，自己立即用手指从耳背向前拨动耳轮，一拨一放，一拨一放，1次/秒之频率拨60～100次（或以鸣止为度）。

如此针刺加拨耳法配合，针治3次后，鸣声减轻，时间缩短。治疗5次后，耳已不鸣。1疗程结束，无鸣响，获近愈。

按语 耳鸣之声，发自内耳。手足少阳二经循行耳中，气盛上逆，耳内络脉血气郁滞，运行失畅，产生声响，感知此声，就成耳鸣。鸣声影响外声传入，导致重听。若持久重听，可能耳聋。耳鸣早愈，也就收到预防重听致聋之效果。从这点分析，及时治愈耳鸣，实很重要。所选诸穴是手足少阳经耳疾之常用腧穴，平息少阳逆气，顺畅耳络血气运行，鸣响得止，重听自愈。

患者年老体弱，又因耳区穴不可速刺，操作技法须因人因穴制宜，务使患者能适应治疗，才能合作，取得良效。拨耳法能促进耳络畅运，从实践验证，有助止鸣。有时单用拨耳法，对刚起的耳鸣，不用针刺，亦能止鸣。可教会患者，以备及时自治。患者须注意休息，不吃辛辣等易上火的食品，保持睡眠良好，以稳定巩固疗效。

例4 下肢丹毒

陆某，男，42岁，农民，1986年8月28日初诊。

诉：右小腿内侧皮肤有一片红热微肿，疼痛，病将3日，在某医院注射过"消炎"药水，疗效不明显。

诊见右小腿内侧之中下部有长约13cm，宽约3～5cm，呈长圆形的一片红赤微肿发热的皮肤，舌质红，苔薄黄，脉弦数。胃纳尚可，二便如常，小便色稍深。体温38.3℃。

诊断：下肢丹毒。辨证：热毒流火。治拟清火泻毒。

处方：血海（右）、公孙（右）、太冲（右），流火局部。

操作：病人仰卧，用30号1寸针，常规消毒，先刺前3穴，施疾徐泻法，针感较重，运针30秒左右后留针；患部皮肤再用碘酒消毒（消毒面积比患部略大），然后用酒精脱碘，选用30号1寸针3支，针尖平齐，每支针距约0.5cm，持成一排，浅刺0.2cm，一起一落，一起一落，如豹纹般散刺红肿局部，使针孔处冒出芝麻粟米般血点，促使火毒外泻，刺毕稍待，血止后用消毒干棉球将血拭净，然后将血海等穴之针起出。嘱保护患部清洁，勿用水洗，饮食须清淡，禁忌酒辣、虾蟹等发物，好好休息少走路。

次日复诊，诉：痛热已减少，红肿稍退。

诊见皮肤浅红，面积缩小，出现皱纹。

针刺法同上。

8月30日三诊，诉：热痛已消。

诊见患部皮肤不红，呈现皱纹，不热，体温正常。

处方：血海、公孙、太冲。

操作：疾徐泻法，运针15秒左右后间歇动留针15分钟，出针。

5 日后随访，正常。

按语 血海、公孙是脾经腧穴，公孙为其络穴，太冲为肝经原穴，三穴可清泻湿毒，在丹毒患部直接浅刺出毒血，可迅速泻邪。实践表明用此法治疗下肢丹毒，效果良好。具体操作必须严谨，消毒严密，丹毒局部切勿深刺以防引毒深入！刺后保护患部清洁，严防污染，饮食须清淡，忌吃虾蟹、酒肉辛辣几日。

例5 支气管扩张咯血

严某，女，49岁，工人，1979年10月6日初诊。

诉：患支气管扩张咯血已经多年，但近年未发。今因受寒感冒咳嗽频作，引起咯血复发，已发三次，每次3～4口，量不多，畏冷，手凉不温，胃纳、二便、夜卧尚可。望面色少华，舌质略暗，苔白，脉细数。

诊断：支气管扩张咯血。辨证：肺络咳损出血。治拟宣肺止咳，安络止血。

处方：睛明、尺泽、列缺。

操作：病人取仰卧位，用34号1.5寸毫针，常规消毒，刺睛明穴先嘱病人闭眼并向外侧视，医生左手拇指轻押眼球内侧，右手持针轻缓刺入皮肤后徐徐进针，徐徐得气，使觉轻微酸胀，针深不超1寸为宜，不捻转提插；尺泽直刺8分，列缺向近端横刺5～8分，均施平补平泻法，徐徐捻转提插使有中等酸胀感，静留针20分钟出针。次日复诊，诉没有再咯血，仍照原法治疗。每日治疗1次，共治4次，疗效稳定。

约6个月左右后，因感冒咳嗽，咯血又发，要求为其针治止血，仍照上法给予针治3次，获良效。

按语 本例原有支气管扩张咯血病史，因感冒咳嗽频发，致损伤肺络而咯血，应积极预防感冒。所选睛明穴，针灸古籍无治咯血之记载，是高老在觅师访贤求教，调查研究针灸治病情况工作中向一位民间半农半医的人士学得。曾治疗数例咯血，其中有肺结核咯血、支气管扩张咯血，均获良效。睛明是足太阳经脉腧穴，其经脉循行"入络脑"；足太阳经别"当心入散"；脑为元神之府，心主神，主血脉，神清脉和则血宁，故睛明有止咯血功效。刺睛明之针必须细，刺须徐缓，切勿快速，严禁过深，因内有血管，严防刺伤血管发生内出血！尺泽是肺经合穴，属水，有润肺滋阴镇咳止血作用；列缺是肺经络穴，可祛风解表宣肺，感冒愈，咳嗽停，肺络宁，咯血止，其病得瘥。

浙江中医临床名家·高镇五

学 术 成 就

第一节　五因制宜，辨证运针

《伤寒论》有云："观其脉症，知犯何逆，随证治之。"高老认为中医针灸治病最核心的诊疗思路在于辨证论治，这一理念贯穿于望、闻、问、切四诊，以及理、法、方、药思维的每一个环节中。在具体运用中，辨证论治包含了由实践到认识，又由认识到实践两个飞跃的过程。

一、诊断中的辨证——因病制宜

诊断中的辨证，辨证的主要对象是"人的病"。诊，诊察了解之意，是指通过望、闻、问、切四诊，采集患者的病情资料，即感性认识阶段；断，分析判断之意，基于四诊合参，运用八纲、脏腑、气血、经络辨证等多种理论与方法，综合四时节气，分析疾病当前的病位、病性，辨别标本缓急，得到正确证型，即理性分析阶段。从感性认识到理性分析，此即高老所言的第一个飞跃——由实践到认识。在此过程中，医者以人为本，强调辨证，审证求因，因病制宜，或针或灸或药，或补或泻或和，施法得当，方可治病有道。故熟练掌握及运用中医几大基本辨证理论，是本阶段的重点。

高老强调针灸临床需以经络辨证为主要辨证思路。经络内属脏腑，外络肢节，沟通内外，贯穿上下，将全身表里、内外、上下、左右、前后，以及脏腑器官、五官九窍、躯干四肢等联结成为一个完整的整体，维持了整体阴阳的相对平衡。生理状态下，经络可"行血气而营阴阳，濡筋骨，利关节"（《灵枢·本脏》），保持人体"阴平阳秘"的状态。但经络功效有其双向性，在病理状态下，邪气亦可循经传变，此时经络便成了传导病变的通道。《素问·缪刺论》云："夫邪之客于形也，必先舍于皮毛，留而不去，入舍于孙脉，留而不去，入舍于络脉，留而不去，入舍于经脉，内连五脏，散于肠胃，阴阳俱感，五脏乃伤，此邪之从皮毛而入，极于五脏之次也，如此则治其经焉。"疾病可从经络至脏腑，由表及里逐层入侵。《素问·热论》言："伤寒一日，巨阳受之，故头项痛，腰脊强。二日阳明受之……三日少阳受之……四日太阴受之……五日少阴受之……六日厥阴受之……"亦说明邪气亦在经脉之间传递。正因病邪的传变有循经的规律，当脏腑组织发生病变时，可以在相关联的经络系统上（通常是肘膝关节以下部位）出现一些阳性反应，如局部压痛、皮疹、变色、隆起、凹陷、血管充盈、脱屑等，这对于疾病的诊治有着极大的指导意义。

"经络所通，主治所及"，针灸临床运用经络学说时先确诊病症部位是属何脏腑器官，再分清该部位有关之经络，明确病因病机，分清主次经络，选经择穴，组方施治，此为良医之法。临床运用中，经络辨证主要在于三点。首先，分析临床表现以辨病候归经。医者详细采集患者四诊信息后，应用经络学说对其进行分析归纳整理，参考《黄帝内经》《难经》等古籍中所记载的经脉病候（"是动则病""所生病"）相应内容，以分析病位及病性。例如，哮喘发作期，以喘息、气促、咳嗽等为主要表现，这与肺经病候"是动则病，肺胀满，膨膨而喘咳"及肾经病候"咳唾则有血，喝喝而喘，坐而欲起"颇为相似，诊断时可归为肺、肾两经的病变，治疗时便可循经取穴。其次，诊察腧穴处病理变化以明确病位。医者可以通过望诊，察经络循行部位是否有血络曲张、皮肤脱屑、皮疹、变色等，进而判断病变所属经络或脏腑；亦可应用按诊或触诊，在经络循行路线上循、按、扣、压以探求有无压痛，有无局部皮温异常、麻木，有无结节条索、肿块、皮温、皮色变化等，为判断病位提供证据。如胆囊病变时，常在阳陵泉穴直下1寸左右处出现压痛点；患急性或慢性阑尾炎时，可在阑尾穴出现压痛；肺病患者，中府穴可出现压痛等。值得注意的是，在触及阳性反应点后，可以用轻、中、重三种力度去试探病位的深浅，进而指导医者把握好针刺的深浅。医者不可局限自我思维，除却传统的诊察手法以外，还可以借助皮肤电阻检测、红外线热像图等现代生物电技术来探找腧穴或敏感点，协助疾病的诊治。最后，经络辨证的同时可以明确病性。在对病变局部进行经络诊察时，结合客观体征、病人的主观感受及医者揣穴时的手感可以综合判断疾病的寒热虚实。一般而言，病变局部皮温升高、色红、隆起，患者诉疼痛明显，拒按，医者感指下坚实，能触及条索状或结节状有形实邪者，多属阳证、热证、实证，治宜重泻；病变局部皮温较低、色暗、凹陷，疼痛不明显或隐痛，喜按，医者感指下松软空虚，多无可触之之实邪，多属阴证、寒证、虚证，治宜重补。经络辨证基于中医整体观念，广泛运用于内外妇儿等领域疾病的诊治。对于部分八纲辨证、卫气营血辨证等方法诊治时存在困难的疑难病、罕见病，尤其是病位局限或如经筋病、皮肤病、五官疾病及部分外科疾病等，立足于经络辨证以寻求诊治之法，往往可收到意想不到的效果。

医者临证所遇疾病之种类、病情常是纷繁复杂，各种辨证方法在实际运用中所辨之证有病位、病性、病因等多方侧重，因此基于不同辨证的治疗方法亦不尽相同。比如脏腑辨证是根据脏腑的生理功能和病理特点来辨别疾病之病位及病性之寒热虚实，适用于以自汗、发热、乏力等全身性症状为主症的疾病，辨明病变脏腑后可选用"俞募配穴"之法，亦可选用五输穴之合穴等，灵活施治。八纲辨证则是利用病情资料，分析归纳疾病现阶段阴阳之偏盛，病位之浅深，性质之寒热，本质之虚实。针刺治疗时，详分病位表里，深浅分刺；据病性寒热，或留或疾；识本之虚实，补泻有道。于针灸临床而言，八纲辨证有执简驭繁、提纲挈领之功。此外，三焦辨证、气血阴阳辨证、病因辨证等多种辨证方法亦在临床运用广泛。任何一种辨证方法都无法涵盖其他所有辨证法的优势，尺有所长，寸有所短，因而医者应该详审不同方法之长短优劣，择宜而用。高老强调针灸治疗要坚持经络辨证为主体，结合不同辨证方法，有效提高辨证的准确性，为后续的治疗提供准确的指导。

二、治疗中的辨证——四因制宜

治疗中的辨证，辨证的主要对象是"病的人"。"辨证"是决定治疗的前提和依据，"论治"既是治疗疾病的手段和方法，也是对辨证正确与否的检验。医生根据四诊合参、八纲辨证等做出的诊断与制订的治疗方案正确与否，需要接受实践检验。此即高老所言第二个飞跃——由认识到实践。辨证而后论治，根据证候，拟定治则，选穴处方，依法施术，或针或灸，或补或泻，或留或疾，或刺浅或刺深，或轻灸或重灸。与患者沟通病情，告知具体治疗方案，包括疗程、日常护理方法与预防知识，医患合作，方可事半功倍。此外，医者需有锲而不舍之信念，疾病的演变过程错综复杂，人的认识能力亦会受到自身、患者等多种限制，对一些复杂、少见、疑难的病症，要在一次治疗中就做出完全正确的诊断和针灸处理，实非易事。实践为检验真理的唯一标准，因而往往经过多次的反复实践方能获得良效。

高老指出，诊断过程中的辨证以辨明疾病的病因、病位、病性、病机为要务，辨的是"病的证"；而治疗过程中的辨证则以人作为辨证的主要对象，辨的是"人的证"。遵循"天人相应"理念的指导，重点在于厘清人自身的个性化、人与人之间的个体化差异及人与自然、社会环境关系等的多样性。具体而言，便是人有性别、年龄、体型胖瘦、体质强弱、心理因素之差；时有晨暮、季节、气候之变；地有东西南北之异，生活饮食习惯各有差别等。医者诊察疾病时，需用整体的眼光去全面考察"人的病"与"病的人"，将致病因素与机体的反应状态有机结合起来，全方位综合分析，方可避免管中窥豹、以偏概全。正如《素问·疏五过论》所言："圣人之治病也，必知天地阴阳，四时经纪……八正九候，诊必副矣。"除却传统的三因制宜思想，高老认为腧穴亦有解剖结构、针感敏钝、安险条件等的区别，故针刺治疗尚需因穴制宜。明确疾病证候在先，次审四因，守常达变，而后定针刺速迟之法，方可获桴鼓之效。

（一）因时制宜

古人发现自然界因日照时间的长短周期变化，形成了昼夜轮换、四季更替的时序规律。而认为"以天地之气生，以四时之法成"，古代医家认为气血经脉流注必然也顺应四时阴阳交替之规律，这便是"天人相应"理念下应运而生的"因时制宜"思想。早在《黄帝内经》时代便已记载了许多生理时间节律，如日节律中的阴阳消长节律，月节律中的气血盈亏节律，年节律中除却阴阳消长、气血盈亏节律以外，还包括脉象变动节律、汗尿排泄节律、五脏主时节律等。杨上善云："灸刺所贵，以得于四时之气也"。针刺疏通经络、调和人体气血阴阳以求扶正祛邪，防病治病之效，但人体气血盈亏顺应天时阴阳消长，故治疗时应"各以其时为齐"，方可"得气穴为定"，加强疗效。

明代医家汪机云："春夏之气浮而上，人之气亦然，故刺之当浅……秋冬阳气沉而下……故刺之当深"。春生夏长，阳气生发之际，气候由温转热，其人腠理疏松，邪易犯表伤卫，经络气血滑利，故刺之宜浅，以免邪气趁势入里，又有"浅则欲疾"之说，故春夏宜行浅刺而短留针之法；秋收冬藏，阳气收敛之时，气候由凉转寒，其人腠理致密，经络气血涩迟，邪易伏内，宜深刺方可达病所，又"深则欲留"，故秋冬宜深刺且留针时间相对延长。另外疾病常有"旦慧，昼安，夕加，夜甚"之变化。针灸治疗则可遵循"轻者一补一泻足矣，重者至再至三可也"之则，旦昼病轻时，针刺施术宜轻浅；夕夜病重时，则可反复施术后出针。但治疗之时应密切关注病情之轻重变化，不可机械地拘泥于时间节气，以免失治误治。高老尤其重视"治未病"，三伏灸疗法正是基于"春夏养阳""冬病夏治"等理论形成的预防为主的治疗手段，是一种扶正固本的"治未病"方法。其介入最佳时机为夏季三伏，阳气最为旺盛之时。此时期既是自然界阴阳消长更替的转折过渡时期，也是人体之气血阴阳随四时阴阳变化波动最为剧烈之期，因此借助温热药力与腧穴的双重功效，可提举阳气，固外护表，激发潜能，取"既病防变""未病先防"之效。

此外还有"子午流注"和"灵龟八法"等依时间配穴针法，虽然临床应用较为少见，但是也体现了古人因时制宜、因时选穴的思想。对比现代生物钟学说与时间治疗学，中医针灸治病因时制宜的意义和价值得到进一步证明与体现。高老始终强调不可过于机械地运用"因时制宜"，辨证运用方为中医治病之道。

（二）因地制宜

《素问·异法方宜论》云："黄帝问曰：医之治病也，一病而治各不同，皆愈何也？岐伯对曰：地势使然也。"证明早在《黄帝内经》时代医家便认识到即使是同一疾病，在不同的地理环境下也会出现治法各异的现象，即"同病异治"。其又云："东方之域，天地之所始生也。鱼盐之地，海滨傍水，其民食鱼而嗜咸，皆安其处，美其食。鱼者使人热中，盐者胜血，故其民皆黑色疏理。其病皆为痈疡，其治宜砭石。故砭石者，亦从东方来"；"西方者，金玉之域，沙石之处，天地之所收引也。其民陵居而多风，水土刚强，其民不衣而褐荐，其民华食而脂肥，故邪不能伤其形体，其病生于内，其治宜毒药。故毒药者亦从西方来"；"北方者，天地所闭藏之域也，其地高陵居，风寒冰冽，其民乐野处而乳食，藏寒生满病，其治宜灸焫"；"南方者，天地所长养，阳之所盛处也，其地下，水土弱，雾露之所聚也，其民嗜酸而食胕，故其民皆致理而赤色，其病挛痹，其治宜微针"。可见地域之方位，地势之高低，地域性的气候、物产、饮食习惯、风土人情等的差异，深深地影响着人们的生理状态与脏腑功能，造就了不同地域人们不同的体质，进而令疾病的分布、表现，治疗思维，甚至可选之方药等都表现出明显的地域性特征。

《素问·五常政大论》明确指出："西北之气散而寒之，东南之气收而温之，所谓同病异治也。"一般而言，西方生燥，北方生寒，西北地区气候寒冷，空气干燥，人们喜食肉类与面食，体质生而壮实，腠理致密，病变多以寒邪束于外而热邪郁于内为主要特征，当地医者多用粗针、强刺激手法以散其外寒，凉其里热，留针时间亦适当延长；东方生风，南方生热，中央生湿，东南部及中部地区气候温热，空气潮湿，人们饮食细腻，体质多瘦弱，腠理疏松，医者针刺时善用细针，行轻刺激手法，短留针以敛其外泄之阳气，温其内寒。由此可见医者行医之问诊尤为重要，及时获取患者相关信息，重视地域差异，是提高疗效的重要保障。

（三）因人制宜

《素问·徵四失论》云："不适贫富贵贱之居，坐之薄厚，形之寒温，不适饮食之宜，不别人之勇怯，不知比类，足以自乱，不足以自明，此治之三失也。"人秉天地之气生，以四时之法成，食五谷，生七情，自然环境、社会环境、生活环境的差异决定了每一个体的独特性与不可复制性，因此在治疗之中若是罔顾先天禀赋、后天生活习惯、七情偏胜之别，必失治也。

高老临证强调首辨年龄、性别之殊。年龄不同，气血盈亏及生理特点便各有不同，其病理变化各有差异。比如小儿脏腑娇嫩，形气未充，生机蓬勃，发育迅速为其生理特点，因而病理上不仅容易发病，而且传变迅速，又因其脏气清灵，易趋康复。老年人生理上生机减退，脏腑功能日渐衰退，气血阴阳亏虚，病候多虚或虚实夹杂，精气不足，难于恢复。《素问·示从容论》曰："年长则求之于腑，年少则求之于经，年壮则求之于脏。"可见不同年龄者治疗上各有侧重。《灵枢·五色》中载曰："男子色在于面王，为小腹痛，下为卵痛，……女子在于面王，为膀胱子处之病……"性别亦为疾病诊治之要点，同一体征在男女身上分别有不同的诊断意义。女子以肝为先天，以血为本，有经、带、胎、产等生理特点，而男子以精气为充，以肾为主，诊治时可结合脏腑辨证，直取病所，疗效更佳。

次辨禀赋体质。《灵枢·寿夭刚柔》曰："人之生也，有刚有柔，有弱有强，有短有长，有阴有阳。"古代医家早已认识到人之体质有刚柔、强弱等差异。历代医家也曾提出阴阳划分法、五行归属划分法、心理特征分类法等各种体质划分方法区分不同体质，以期总结出相关规律进而指导临床实践。区分体

浙江中医临床名家·高镇五

质之法虽繁多，高老临证极为强调分辨体质之形体肥瘦。《灵枢·逆顺肥瘦》曰："血气充盈，肤革坚固……此肥人也。……瘦人者，皮薄色少，……，易脱于气，易损于血……"人之肥瘦实为人有气血强弱盈亏、清浊滑涩之别，因而针刺时便有深浅、速迟之异。此处还应注意人之肥厚瘦薄有其量度，针刺时尤应注意深度不宜超越身体肥瘦允许的限度，避免误伤脏器。此外人之劳逸因素不可不辨，简而言之即应重视患者的职业。"以此观之，刺布衣者深以留之，刺大人者微以徐之，此皆因气悍滑利也"，《灵枢·根结》中对于职业因素造成的体质差异早有提及。对于文职工作者，高老辨其"身体柔脆，肌肉软弱"，宜浅刺而疾出针；反观体力劳动者多"皮厚""肉坚"，其气涩，故可深刺以久留之。用针之要，应以人为本，知调阴阳，顺应气血，"临深决水""循掘决冲"，方是有的放矢。

（四）因穴制宜

不同穴区肌层有厚薄之别，局部的解剖各不相同。高老行医期间曾目睹数起因不识解剖结构，妄施针灸而害人性命之事故，深感痛心的同时，更以此为戒，不仅自身在临床诊治与带教中强调穴位的解剖，更是潜心多年，排除万难，与中医学院解剖学老师及浙江美术学院老师通力合作，编撰《针灸解剖学图谱》一书，为广大针灸从业者及针灸学子明确腧穴深层解剖结构，掌握针刺深度，提高针刺针对性提供了一盏指路明灯。"脏有要害，不可不察"，高老始终强调针刺操作须深明穴位生理解剖，严控刺穴深浅，详审针支粗细、运针快慢、幅度及留针方法等，有的放矢，方可有效避免刺伤重要脏腑、血管、神经等。医者治疗时切莫神慌仓促，应付了事，牢记"下针贵迟"，对合理规避医疗风险有重要指导意义。如睛明、球后、听宫等穴位，局部血管丰富，对针刺敏感度高，高老针刺常选用直径为 0.22～0.26mm 的细针，入皮后，缓缓进针至适当深度即可，忌提插捻转，以防刺激过强引起患者紧张不适，或因动作过猛伤及血管而造成毛细血管出血，引起局部瘀血，有碍颜面美观，加重患者心理负担。又如肺俞、心俞、风府、哑门等穴，内有肺、心、延髓等重要脏器组织，治疗宜选短针并且严格控制进针深度，以免不慎刺伤，加重患者病情。又如行烧山火、透天凉等补泻手法时，针具不宜过细，宜选择四肢部肌肉较丰厚、易于得气、针感明显的穴位进行操作，较易成功；在肌肉菲薄，内有重要脏器，针感较弱，或疼痛为主的穴位，此类手法往往很难成功，应慎重选用。

此外，高老强调穴性亦有补泻之分，如关元、气海、命门、腰阳关、肾俞、足三里等腧穴，性偏补益，而十二井穴、十二荥穴等偏泻，临床选穴不可忽视腧穴相对特异性，欲补则取补益之穴，行补之手法；反之亦然。此外高老善用五输穴，临证之时多基于"虚则补其母，实则泻其子"之五行生克、子母补泻之说，灵活运用"母穴属补，子穴属泻"之穴性，辨证取穴，补虚泻实，多获良效。

高老不泥于古之认识，强调"因穴制宜"为针灸临床之重要指导方针。此举即是对"因病、因时、因地、因人"四因的补充，又体现了针灸临床治病的特色，若能熟悉灵活运用，对广大针灸从业者临床水平的提升必有重要影响。

高老常言"熟读王叔和，不如临证多"。临床疾病不计其数，病证错综复杂、千变万化，若医者不知变通，一味索求书籍知识，治疗时仅将书籍所述之症、方与临床疾病症状对号入座，不知延伸扩展，简单固定，即便问诊也全然固化，仅得患者照本宣科、照章陈述之回复，长此以往，不仅疗效不尽如人意，自身更无明显提升，惜之憾之。医者只有切实地将理论知识与临床实践相结合，反复锻炼各类辨证方法，方能随证而择，养成行之有效的辨证思维，真正提升辨证的能力，做到透过表象识得本质，去伪存真，去粗存精，真正领悟到中医辨证论治的魅力。高老一生治学行医严谨，提出了针灸辨证之"因病、因人、因时、因地、因穴"五因制宜，为广大针灸从业者提供了广泛的治疗思路。五因制宜将人与病的辨证紧密结合，因病制宜强调辨病之证，余四因制宜强调辨人之证，以全面系统的思维进行辨证，令诊断有理可循，治疗有的放矢，此方为良医之道。

第二节 针刺之要，贵在补泻

"虚实之要，九针最妙，补泻之时，以针为之"。补泻刺法，是针刺技法的重要内容，也是历来针灸学中临床应用与理论掌握的难点之一。围绕补泻的争论古而有之，至今未休。尤其是近现代，受到西方文化的冲击，中医理论颇受争议，加之补泻刺法素来给广大针灸工作者留下了操作上复杂困难和效应上玄妙幽隐的印象，而为现今针刺临床所忽视甚至抛弃。高镇五教授精研《黄帝内经》，拥有深厚的中医经典功底与丰富的针灸临床经验，其临证时尤其重视补泻手法的应用，并受"刺之微，在速迟"一言的启发，逐步总结出针刺补泻效应的关键在于得气速迟，并据此整理出具有高氏特色的补泻手法——速迟刺法。

随着针刺现代研究的蓬勃发展，学术界对于针刺补泻的争议日益增加，主要集中在两方面，即补泻手法和补泻效应。纵观论述针灸的历代著作，关于补泻操作手法的描述可谓百家争鸣，但是多停留在性质层面而未涉及量化。以徐疾补泻为例，徐进针、疾出针为补；疾进针、徐出针为泻。但是《黄帝内经》当中对于徐疾的速度并未作出具体的规定，而只有状态的形容，进针"意若妄之，若行若按，如蚊虻止，如留如还"，出针"去如弦绝"。因此，徐与疾仅仅是相对状态的描述。施术者根据这种属性及对描述状态（程度）的理解，自行把握操作的量度即可。正是这种表述上的模糊化使得医者临床应用时困惑不断。另外是补泻效应上的争议。在现代临床中，大部分针灸医生不辨虚实，摒弃补泻手法而单纯采用平补平泻法在临床中取得了一定的疗效。尤其是海外的针灸工作者，几乎没有补泻手法的讲究而是采用单纯的针刺刺激，或者电针，依然疗效显著。中医的基本观点是疾病是正常状态的偏颇，平补平泻手法能够取得临床疗效，证明它实现了补泻效应。既然补泻手法与补泻效应之间不存在必然的联系，又何必花费时间与精力去琢磨晦涩的补泻手法呢？基于此，部分学者提出补泻效应产生的关键在于机体当时所处的功能状态（内因），而补泻手法仅仅是一种外在因素，外因须得通过内因方可起效的观点。此外，高老注意到现代人对于针刺时产生的酸麻重胀等针感有很大的抵触情绪。这也给临床上针刺手法的应用带来了不小的阻碍。

高老出生于中医世家，自小熟读经典，他认为应用上的困惑，源于认识上的模糊。要想厘清"补泻"这一传统针灸概念，必须追本溯源。《黄帝内经》是针灸理论的源头，其中有关刺法的理论与操作的记载众多，后世医家对刺术的演绎与阐释多以《黄帝内经》所载为基础。因此高老认为，对于补泻刺法的讨论也须从源头文献《黄帝内经》出发，结合临床实际与现代化实验研究，进行思辨性的探讨。高老指出《黄帝内经》所载补泻手法之本质乃古人基于证治相合的治疗理念，根据病变的不同征象，予以相应属性的调整方法，法随证变，以纠正机体过与不及的病理状态使其重归于"阴平阳秘"的平衡状态。这正是古人观察思考从属性分析出发的特点与结果体现。因此也决定了对补泻操作的描述多是停留在属性对立的层面（定性），而不求细化到对量度的精确把控（定量）。后世医家如明代的泉石心、杨继洲等，以九、六的倍数计量提插或捻转操作以分补泻，但其计量方式仍是依从阴阳属性（六数属阴，九数属阳），属术数范畴而非单纯的计量方法。这种由施术者根据个人判断、个人经验来自行把握操作量度的治疗特点，是补泻手法难以言传、难以量化的主要原因。至于补泻效应，高老认为应当认识到补泻手法绝不是补泻效应的唯一影响因素，机体状态、腧穴特异性、针刺时机等均是重要变量，其中患者当下身体所处的机能状态是内因，而包括针刺手法在内的配穴技巧、针刺时机等皆为外因，针刺手法等外因形成的刺激与个体体质及病情（内应）的相适应实现了补虚泻实效应。因此武断地认为单纯的补泻手法与补泻效应之间存在一一对应性是片面的。

高老通过长期的临床实践，认识到补泻刺法的内核应当是强调医者对"气"的把握和调理，而绝非一味追求操作术式的标准化。

一、得气本身是补泻效应实现的标志，主要取决于机体当时的功能状态

"得气"又称"气至"，最初见于《黄帝内经》，它是指针刺入腧穴后，医者感知到的针下所出现的和缓的针刺反应，以及患者感受到的酸、麻、重、胀、温热、寒凉等感觉。"刺之要，气至而有效"，即得气是疗效的标志。何为有效？即通过针刺的补泻操作，调整了虚实偏颇之气，达到了补虚泻实的治疗作用。近年来国内外应用功能性磁共振成像技术对针刺得气的中枢响应机制进行了一系列研究，为针刺得气后脑区的中枢响应及其客观可视化提供了依据。从现有的得气研究分析可知，针刺后是否得气对脑功能活动有着显著影响，腧穴在得气状态下脑区激活范围广，激活程度强，且有特异性激活，激活脑区与该腧穴的功效主治有紧密联系。不同得气感强度在中枢效应上有不同的反应，得气感程度与脑区激活程度基本上呈正比。针刺病理状态下和生理状态下的受试者的相同穴位也会有不同的中枢反应，说明机体的病理状态是针刺后双向调节作用发挥的基础。这些研究在一定程度上支持了中医"气至而有效"的理论，且提示了得气程度的差异会导致效应的差异，这为针灸的临床治疗提供了循证医学的依据。

《黄帝内经》当中认为补泻效应是由物质上"气"的充实与外泄所实现的，但是自《难经》以来，针刺补泻的立意已经有所改变，补泻效应不再是通过直接针对邪正之气进行操作而实现，而是通过补泻手法的刺激激发经气，间接经由经络系统来发挥疏通经络及调和气血、调和阴阳的调整作用而实现。

结合现代针刺的科学研究，我们统一了针刺信息是通过穴位局部的周围神经传入中枢神经系统，经中枢神经系统滤过、分析、整合以后，再经传出神经传达到各系统的不同器官，从而调节了各系统功能的认识。既然效应的实现是以神经中枢对针刺信号的分析处理能力为基础，那么一个人处于不同的机能状态（生理、病理、精神状态等），他对针刺的反应也不尽相同，最后得到的针刺效应也会不同。即人体当下所处的机能状态是决定补泻效应的关键。例如，胃痉挛时针刺足三里得气，可以有效缓解痉挛；胃肠道蠕动减弱时针刺足三里得气，则可以有效促进胃蠕动，针刺对胃功能的调节取决于胃本身的功能状态。再比如高血压患者，针刺得气可以起到降压的作用，但不论采用何种手法或是穴位配伍，均不可能使血压升高。由此可见，机体的生理状态、病症的病理状态是补泻效应产生的基础。

二、"刺之微，在速迟"指得气的速迟

"刺之微，在速迟"，对于"速迟"的解释，多数医家认可《灵枢·小针解》中"刺之微在速迟者，徐疾之意也"的解释，即指代进出针的速迟。在古代朴素唯物主义哲学思想当中，"气"虽无形，却也是万物化生的本源，具有客观物质性，即古人认为正气与邪气是具体存在的物质。补法的本质是以针为媒介将正气纳入体内而得以充实，因此操作上强调徐进针，疾出针，迅速按压针孔以防正气外泄；泻法的本质则是以针引导邪气向外排出，故要领是疾进针，徐出针，缓缓按压针孔，务必使邪气充分排出。但是这毕竟只是古人在当时匮乏的生产条件和落后的社会环境下，出于主观意愿产生的一种朴素又理想的治疗思路与手段。高老主张从原文本身出发进行理解与阐释，这样可以避免受各家之言的影响而对古人的本意产生误解。"粗守形，上守神。神乎神，客在门，未睹其疾，恶知其原？刺之微，在速迟，粗守关，上守机"，《灵枢·九针十二原》明确指出"粗守形，上守神"，"粗守关，上守机"，即刺法、腧穴等因直观而易学，属针刺治疗中的基本操作，属"形"的范畴，而技术高超的医生注重"守神""守机"。机者，气机也，气，乃经脉之气；机，是血气运行规律中的时机。"知机之道者，不可挂以发，不知机道者，扣之不发。"血气有盛衰之别，经气有往来之异，个体体质的差异、病情的虚实、针刺手法的刺激等均可影响气机，在临床实践中即可表现为得气速迟的不同。因此"刺之微"，在于得气之速迟（术的层面）而非手法之速迟（技的层面）。

三、以手法速迟干预得气速迟可以实现补泻效应的最大化

如果机体当下的生理状态和病证的病理状态已经决定了针刺的补泻效应，那么是否手法干预也就没有了意义？高老认为绝非如此。单纯针刺刺激所带来的直接的补泻效应仅仅是机体在稳态失衡状况（即病理状态）下为了恢复平衡而主动表达的纠正反应，是非常有限的，往往不足以扭转已经失衡的状态。而对应的手法刺激（即补泻手法）可以将这种与病情相适应的治疗效应放大，从而帮助机体重新恢复"阴平阳秘"的平衡状态。换言之，机体的状态决定了补泻效应的性质，而补泻手法决定了补泻效应的量，只有足够量的积累，才能实现疗效最大化，达成质的转变，尽早恢复机体稳态。医者通过正确的辨证，明确机体邪正盛衰情况，选择合适的手法干预得气的速迟，以获得最佳的补泻效应。高老指出，对于辨证属实者，务求泻邪之效，此时得气本身即可实现泻之效应，而施用"速"刺法以催促经气速至则最大程度地激发了机体充盛之正气，使得邪正交争剧烈，祛邪外出，故针感往往强烈，效应也偏泻。对于辨证属虚者，宜施用"迟"刺法使经气缓缓到来，意在徐徐调动正气聚集使正气充养而后邪气尽散，正所谓"静以徐往，微以久留之而养"，使"补"的效应最大化。

高老常说拘于刺法，则昧于刺法。一味追求补泻操作之形，而不明补泻效应之神，终是舍本逐末。因此我们要从根本上更正补泻的观念，明确"补泻"分补泻操作与补泻效应，临床使用时需严格区分，不可泛泛。具体来讲，补泻效应才是临床疗效的核心，而非补泻手法；补泻效应的性质主要取决于机体当时的虚实状态，而得气是效应实现的标志；补泻手法之于补泻效应的意义在于使效应最大化，而补泻手法干预补泻效应的关键环节在于得气的速迟。

认识上有了纲领，操作上便不再纠结。一般而言，速、疾、急、快、角度大之刺术刺激较重，可使针下得气快而强；迟、徐、缓、慢、角度小之刺术刺激较轻，针下得气往往徐而和。此外得气的速迟尚与针支粗细、针刺深浅、针具材料等因素密切相关，针粗刺深者，刺激量重、针感强、作用力大；针细刺浅者则反之。针具材料有不锈钢、银、金等区别，它可影响导气传热的功能。具体针刺施术前，必须审查患者的体质、病情、腧穴和节气、地域等因素，做到因人、因时、因地、因病、因穴制宜，辨证选针，辨证施术，方可取得理想的疗效。

现将高老速迟刺法具体操作介绍如下。

1. 补法操作

针具宜细，常选用直径为 0.28～0.32mm 毫针，快速破皮后（为实现无痛进针），徐徐进针，缓缓捻转（捻转幅度控制在 180° 以内），或缓缓提插（提插幅度控制在 0.5cm 以内），捻转或提插的速度大概控制在每次 8～10 秒，务求针下得气徐缓，针感轻或中等，病人自觉舒适，术者指下感觉轻松。得气后，可持续缓缓运针（或轻微震颤摆动）30～60 秒，或再静留针 5～20分钟。治毕徐徐出针，以消毒干棉球按压针孔片刻。本法适用于虚证。

2. 泻法操作

针具可稍粗，常选用直径为 0.38～0.45mm 毫针，迅速破皮直达腧穴深部，快速捻转（幅度可达 360°～720°），或快速提插（幅度以 1cm 为宜），或捻转结合提插（每秒来回捻转或提插 1～2 次），务使得气迅速。泻法要求针感须重，病人感酸麻重胀强烈，术者自觉针下沉紧。得气后，可持续运针 2～3分钟，或行间歇动留针法，即每隔 5 分钟左右运针，术程 30～60 分钟；或持续动留针 15～30 分钟，甚至更长，以症状缓解为度。治毕出针，不按针孔。本法适用于实证。

3. 平补平泻法操作

选用 0.32～0.38mm 毫针，迅速刺入皮下后，进针，捻转角度、提插幅度、得气速度、针感轻重、术者指下感觉等，均在补法和泻法之间。得气后，疾徐运针 1～2 分钟，或再间歇动留针，或静留针 10～20 分钟，或更长时间。治毕徐出针，消毒干棉球按针孔片刻。本法适用虚实不明显的病例，可在补法基础上结合泻法。实证夹虚的病例，可在泻法的基础上结合补法。

《灵枢·官能》曰："补泻所在，徐疾之意。"高老认为应当扭转现今针灸临床工作者"补泻手法——补泻效应"的简单逻辑，明确得气速迟方为补泻效应的关键环节，而非单纯的补泻手法。刺之"形"易得，刺之"神"难求。高老提出的新的"补泻手法-得气速迟-补泻效应"的思路，不止乎于"技"，更达于"术""道"层面，为现今仍困惑于如何学"技"层面的针灸医者给以一个"术"甚至于"道"的层面的指引，令其刺之"形"易求，刺之"神"更可得。临床医者明晰速迟刺法的理论精要及源头，将手法之核心思想贯穿于治疗始终，其操作便不再复杂神秘。进针、行针（捻转、提插、震颤摇摆、搓刮弹拨等）、留针、出针等针刺的每一过程皆有"速迟"，"速迟"二字极尽本手法之精髓，令医者有法可依，有理可循，治疗时自有成竹在胸。

《灵枢·九针十二原》指出"粗守形，上守神"，高老之速迟刺法重在调气，亦是重在调神。"治神"一说自古便贯穿于针灸治疗始终，不仅患者需治神，医者更需治神。"刺针必肃"，高老临床工作时时常提及此言，即针刺时必须保持肃静的状态。于医者而言，必须谨记"神在秋毫，属意病者"，即专心致志，心无旁骛，静心守意，仔细观察患者的神态，体会针下之紧涩变化方可察觉气血的细微变化。《金针赋》曰："下针贵迟，太急伤血。出针贵缓，太急伤气。"强调进出针亦为治神的一部分，静以守神，手下方可轻柔和缓，时刻顾护气血，以免伤正。高老强调无痛进针，唯有聚精会神，聚力于点，方可破皮宜速，及针至皮下，出于针刺安全的考量，进针宜缓，以免损伤重要组织。出针前，意守针身，轻轻提捻针柄，无滞针之感，即可缓缓出针；若拔针如草，则易动气伤血，徒增患者疼痛。因而下针贵迟、出针贵缓是为进针、出针之总则。于患者而言，其治神更为复杂，关键之处在于医者与患者建立信任感，患者身心放松，无焦虑之状态，将健康托付于医者，全心地配合医者，方可取"治神"之效。细节决定疗效，高老临床极为重视患者针刺时体位的摆放。舒适的体位可以帮助患者更好地放松身体，松弛筋肉，调和气血，不仅可在针刺时减少不必要的疼痛，亦能让令患者稳定保持相应体位，利于在留针时保持得气感，加强疗效。针刺过程中医者需嘱患者保持安静，宁心静气，切勿交谈，闭目放松，亦可仔细感受针刺处之感觉及变化。唯有如此方可达到"志意和"之境。除却体位摆放，高老亦强调诊室环境的安静与舒适。曾有跟诊学子在高老施针治疗过程中出声询问心中疑惑，高老只作未闻，待针毕方唤其至诊室外答复，并嘱针刺过程不可放声喧哗，因为其不仅使医者分心，难以把握针下气机之变动，也会使患者神散，留意外物而无法专心体会针感。诊室整洁，室温适宜，体位舒适，环境安静，这些细节都有利于患者放松身心，使机体调整至较为平和的状态。

高老虽已年高，离开临床工作20余年，但每每采访之时，对于往事之细节皆可细细道来，条理之清晰令人动容。亦从侧面可见高老平素治学治医之严谨，事必躬亲，不失细节，方可回忆如此详尽，为我辈学子提供一手学习资料。同时仍不忘劝诫我辈学子精研古籍，勤习手法，多多临证，应以前辈之经验为基石，时时学习，时时践行，谨奉事无巨细之理，方可为一良医。

高老之速迟刺法源于经典，法于古人，成于自身，验于临床。其思想为现今之补泻困局提供一盏指路明灯，令后辈医者有据可循，高老不仅自身成就斐然，更惠及后人，是可谓大医也。

第三节　功擅艾灼，立起沉疴

"天之大宝，只此一丸红日；人之大宝，只此一息真阳"。阳气于人体素有温煦、气化推动及卫外固表之功，古今众多医家皆对阳气的顾护极为重视。灸法自古便有"扶阳三法，灼艾第一"之说，高老对灸法治病极为推崇，不仅于临床中灵活运用多种灸法治病，更对灸法的效用机制进行了深入研究，力求临床医者用之有"道"，更用之有"理"，以艾灼之法，立起沉疴。

一、温灸助阳，以疗诸疾

温针灸，又称针柄灸、温针、烧柄灸等，是在针刺得气的基础上，将针留置适当深度，于针柄尾部放置艾炷或艾绒并点燃，艾火产生的温热效应沿着针体传导入穴位，发挥针与灸的双重效应，从而起到温通经络，驱散寒邪，补虚培本，行气活血，消肿散结，预防保健，回阳固脱的作用。此疗法现存最早记载见于汉代张仲景所著《伤寒论》，但其具体操作方法未见详述。至明代此法日渐兴盛，高武之《针灸聚英》、杨继洲之《针灸大成》等书皆有载述，《针灸大成》更是详述了当时温针灸操作之法："其法，针穴上，以香白芷作圆饼，套针上，以艾灸之，多以取效……此法行于山野贫贱之人，经络受风寒者，或有效"。

高老于临床中始终坚持"一针二灸"的治疗理念，倍崇灸法的灵活运用。温针灸兼具针刺与温灸的双重效应，施灸时既可通过针柄与皮肤的距离调节温度，又可于头、身、胸腹等多部位穴位同时施灸，其灵活性与全面性为临床良好疗效提供了保障。高老经临床验证总结，凡是适合留针和灸疗的阳气虚衰、阴寒凝滞等诸多慢性疾病，如痿、痹、瘫痪、关节不利，以及经络瘀滞、心肺气虚、脾胃虚寒、肾阳衰微等证，均可施用温针灸，收效甚佳。20 世纪 60 年代中期，针灸学界对于温针灸的临床效应及作用机制研究方兴未艾，多数针灸从业者仅以经验为依据指导温针灸的临床运用，大多疗效良好，甚者言其收效优于单纯之针或灸，却始终缺乏严谨的科学论证及明确的科学证据。

针灸临床疗效有着一定的个体化差异，其差异受医患双方、操作工具及方法等多方面的影响。就同一个体而言，毫针的粗细、材料、长短，艾炷的壮数、大小、松紧情况，周围环境温度等变量，针刺之深浅，艾炷之放置位置等是否对灸温有所影响？高老在临床大量运用温针灸治病时亦不禁产生重重困惑。既有困惑，便践而行之。经过严密的思考及设计，高老最终决定以半导体"点"温度计测量温针灸时之灸温，通过比对针体各点的温度差异，对影响温针灸的每一个变量进行逐一研究。具体测量时高老将针体自针尖至针根八等分（图5-1），以等分点为测量点，每"点"的温度，均需反复测量 3～4 次。每测一次，待针体温度恢复正常后，重新点燃一壮艾炷，燃尽为止，详细反复地观察、测量并记录该"点"的温度高低、升温速度、温度持续时间等。经大量的实验研究论证，高老对实验结果分析论证，总结如下五点：第一，

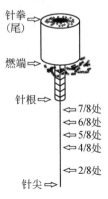

图 5-1 温针灸针体各点检测示意图

就毫针的材料而言，银针较之不锈钢针、钢针，其针体温度上升的速度更快，灸温持续时间更长，这一结论与金属自身之导热性能一致。第二，就针体的粗细、长短而言，粗针、短针行温针灸时温度上升的速度较细针、长针更快。综上两点可知银针、粗针，温针灸时针体升温快、温度较高；不锈钢针、细针，温针灸时针体升温慢、温度较低。不同质量毫针在用于温针灸时，确有灸量的区别。第三，艾炷体积的大小对针体温度的影响并不大，大艾炷因艾量大之原因仅令温热刺激的持续时间有所延长。另外，艾炷搓揉得较为松散者，其针体温度略高于紧致的艾柱。除却艾炷自身因素，艾炷的放置亦有讲究。放置艾炷时最好将其完全套入针柄，使艾火能最大范围地接触针柄，有利于升高针温及延长温度持续时间，提高温针灸之疗效。艾炷燃端以朝向皮肤最宜，其与皮肤之灸距，经研究得知以3cm左右为最佳。第四，就艾炷壮数而言，连续更换艾炷，针体温度并无明显升高，仅仅起着重复及延长温针灸时间的效果。第五，除却针体及艾炷自身因素，高老亦对针体温度与周围环境温度之关系进行研究，其实验数据表明，针体温度的高低与室温成正比，即室温越高，针体对应部位的温度也就越高。因此，临床上使用温针灸时，维持合适的室温，对于提高灸疗的疗效有着一定意义。

此外，高老对相关实验数据进行整理分析后发现行温针灸时针体各测试点的温度之间存在显著差异，越靠近针柄即热源，温度越高，且此差异在使用银质针时尤为明显。换言之，针刺的皮下组织与针体之间的温度差受针刺深度影响，针刺深度越深，此温度差就越大。现代科学已证实热传导是热量

传递的三种基本途径之一，而物体或系统内存在温度差是热传导的必要条件和驱动力，根据傅里叶导热定律，温差越大，热量传导时间也越短，传导速率也就越快。基于这一理论，医者合理掌握针刺深度有利于加强温针灸时的热传导效应，进而提高疗效。高老强调临床治疗中，应以安全针刺为首要前提，随证而治，根据病情分析所需灸量，灵活掌握针刺深度，以发挥温针灸最佳的治疗效应。

温针灸为灸法之一，故其治疗过程中亦不易避免灸疱之损伤。但针与灸之结合，令温针灸之灸疱有其可控性。高老通过研究发现温针灸所造成的灸疱可以毫针之粗细、长短等加以调节。但医无小事，高老强调此调节前提是综合评估患者病情、体质等因素，慎重决定，且事先需与患者充分沟通，告知其可能的不良后果，征得患者同意后方可进行操作，灸毕需再次交代患者灸疱处理的有关注意事项，严防感染，避免引起患者的恐慌情绪或增加患者不必要的心理负担。使用银针、粗针等进行温针灸时，由于针体温度高，操作时须注意避让血管、神经干等重要组织，审慎行之，安全为要。

高老一生于温针灸付之诸多心力，其临床实践及实验研究也为临床医者运用温针灸提供大量理论依据。纵观高老行医始终，他始终认为温针灸为一种较为细致的灸疗操作，在临床应用时，医者需遵循因人制宜、因时制宜、因地制宜、因穴制宜、因病制宜之原则，重视衡量灸量之轻重，可通过针刺深度、艾灸壮数、针具材料、针具型号等的调节，以五因制宜为纲，选择适宜的穴位，调整针刺的角度与深浅，进而调节灸量的多少，令温针灸行之有效，发挥最佳疗效。

二、和灸固本，未病先防

和灸，是艾（药）条温和灸的简称，是指将点燃的艾条一端悬起置于施灸部位，以局部有温热感而无灼痛感为宜，灸至皮肤红晕为度，一般不发疱的一种灸法，具有祛寒湿，化痰浊，消瘀滞，通经络，蠲痹止痛，温养气血，扶正祛邪，调和阴阳的功效。相较直接灸而言，和灸刺激量较小，性温和，施灸时患者感觉舒适温热而无灼烫感，留疤风险极小，为广大患者所接受。相较于温针灸而言，两者刺激量相似，然正如《医心方》所言："针须师乃行，其灸则凡人便施"。温针灸的操作专业性强，而和灸则简单易学，专业性相对较弱，患者在医师指导下便可在家中自行选穴施灸。高老十分推崇和灸，在临床中将其广泛应用于慢性病的治疗及预防保健领域，灸毕患者往往自觉症状逐渐减轻、缓解、消失，疗效良好。

灸法与针法相同，均以经络腧穴、脏腑理论为基础，对腧穴施以适当刺激以调整经络、脏腑的功能，从而达到未病先防、既病防变的目的。但是相较针法的机械刺激，灸法的温热刺激尤宜于阴寒凝结、阳虚欲脱、气滞血瘀、顽麻冷痹、癥瘕痞块等病症。《医学入门》说："凡药之不及，针之不到，必须灸之。"乃知灸法并非依附于某一体系中，而是一种与汤药、针刺相并立的治疗方法。《医宗金鉴·刺灸心法要诀》云："凡灸诸病，火足气到，始能求愈。"《外台秘要》曰："凡灸有生熟。"均意在言明灸法也同遣方用药一般，讲究灸量，即灸效与灸量的多少之间存在着一定的关联。所谓灸量，即施灸时艾草燃烧对施术部位所产生的刺激强度，其影响因素包括施灸方式、艾炷大小、艾炷壮数、施灸时间、施灸频次、施灸穴位的多寡等。高老参研古今医家之学说，去粗取精，同时结合自身多年临床经验，提出灸法在临床应用时需掌握四大原则，即"急症急灸，慢病慢灸；小病小灸，大病大灸；轻病轻灸，重病重灸；体弱灸轻，体强灸重"。

温和灸属于慢灸、小灸、轻灸的灸疗范畴，其作用温煦和缓，操作简单便捷，即学即会，因此患者可在医生指导下自行使用。对于部分抗拒药物治疗，或药物治疗疗效欠佳，或没有时间系统接受针灸治疗的慢性病患者，适应施用和灸的，可在医生指导后，在家由自己或成年亲人使用和灸治疗。高老临证时常常主动教授患者和灸的操作要点，普及常用的保健用穴，意在鼓励身患慢性疾病且辨证属温灸适宜证者主动坚持和灸治疗，加强疗效。高老认为患者的主动配合和主动参与对于疾病的治疗至关重要。不仅仅是因为此举有利于灸量的积累，促使早日实现灸效的质变，更重要的是在治病的同时，实现"治神"。多数慢性病患者，病程绵长，病情反复，甚者四处求医却疗效欠佳，极易对治疗失去信心，产生消极情绪，从而导致病情进一步加重，形成恶性循环。"授人以鱼，不如授人以渔"，医者积极鼓励患者自学简单的保健养生知识，主动自我治疗，加上医生适当的点拨与开导，最大限度地调动了患者的主观能动性与积极性，令其身与心和，提升疗效。《金针梅花诗抄》曰："病者之精神治，则思虑蠲，气血定，使之信针不疑，信医不惑，则取效必宏，事半功倍也。"

除了治疗慢性病以外，高老还尤为提倡和灸的未病先防作用。《素问·四气调神大论》曰："是故圣人不治已病治未病，不治已乱治未乱……夫病已成，而后药之，乱已成而后治之，譬犹渴而穿井，斗而铸锥，不亦晚乎。"早在《黄帝内经》时期，古代医家便形成以"未病先防，既病防变"为主的医学思想。艾灸在这一防治过程中发挥了极大作用。《扁鹊新书》曰："保命之法，灼艾第一。"温和灸较其他众多灸法，所需材料最少，操作最为简捷，安全性最高，因此最适合作为预防保健的推广媒介。

高老强调，和灸应用在预防保健工作中讲究的是介入时机的选择及穴位的组方。介入时机分为特定的时令节气及特定的人体时期。三伏灸是冬病夏治的代表方法之一。《儒门事亲》中曾记载："夫冻疮者……以火艾灸之……夏月医之大妙。"《张氏医通》中记载治疗喘证，夏月三伏中，用白芥子涂法，往往获效。一些冬季易发作的疾病在夏季时提前予以灸法加以干预，往往疗效显著。三伏之时乃"暑之胜"，适逢"重阳必阴"之自然界阴阳升降消长的转折之期，人体气血变动剧烈之际，若是防治不当，年老体弱人群或变生新病，或诱发宿疾，或病情加重；反之，若是调护得宜，把握关键时期，外借自然界隆盛之阳气，内以灸火温阳益气，散寒通络，顺势而治，多有事半功倍之效。另有南宋《养生月览》一书，依月份的时令节气特征详述了许多灸法用于防病延年的例子，如"八月十日，四民并以朱点小儿头，名为天灸，以厌疾也""二月初，便须灸两脚三里、绝骨，对穴各七壮，以泻毒气，至夏即无脚气冲心之疾"等。"顺时而治，因时制宜"的思想自古便贯穿于治病防病的每一过程。

依据特定的人体时期，则是指可依据人体生长发育的特定阶段，如儿童期、妇女的更年期、老年期等，适当地介入温和灸，可起防病、保健、养生、延年之效。如《针灸聚英》言"大椎上三壮，可保小儿无灾难"，大椎穴乃督脉阳气汇集之地，"正气存内，邪不可干"，温和灸大椎穴，可振奋机体正气，提升小儿抗邪能力。《扁鹊心书》云："人至三十，可三年一灸脐下三百壮；五十，可二年一灸脐下三百壮；六十，可一年一灸脐下三百壮，令人长生不老。"阐述了艾灸关元穴于养生之道的重要性。

既为保健之灸，高老明确指出其选穴与治疗疾病所选穴稍有不同。保健灸多选取穴性偏于补益强壮者，以任脉穴、督脉穴、背俞穴等为主。如《扁鹊心书》所云："人于无病时，常灸关元、气海、命门、中脘……虽未得长生，亦可保百余年寿矣。"宋代张果的《医说》言"若要安，三里莫要干"等。此外，高老强调保健穴的选取亦有年龄、性别之分，如小儿常灸身柱，此穴为督脉之阳气强盛饱满之穴，小儿"稚阳未充"，故常灸之可扶助阳气以抗邪；

老年人常灸足三里，"脾为后天之本"，此穴为胃经的合穴，"合治内腑"，常灸之有补益后天之本的功效。此外，女性可多灸三阴交，此乃肝肾脾三经气血交汇之处，灸之可健脾补血、补益肝肾。温和灸虽适用广泛，但因其灸量有限，起效较慢，若遇危急重症，其往往不宜使用，以免耽误治疗时机。

为评估温和灸实际疗效，高老亦进行相关临床研究。高老以冠心病之临床症状、心电图、血脂情况和超声心动图为主要观察指标，取心俞、厥阴俞（或华佗夹脊穴胸4、胸5）、膻中、内关为主穴行温和灸治疗，以针刺组为对照，最终证实了温和灸对各型冠心病均有确切疗效，其中气虚血瘀型尤宜。

"上工治未病之病，中工治欲病之病，下工治已病之病"，高老推崇未病先防的治疗理念，温和灸因其温和性、有效性及大众性在治未病领域有天然优势。高老以临床经验为根，综合自身学科优势，重视介入时机及穴位的选择，积极在临床中将温和灸推广应用于慢性病治疗及预防保健工作中，造福大众。

三、天灸扶正，癥瘕自消

天灸是将一些带有刺激性的药物如斑蝥、白芥子、甘遂等捣烂或研末以贴敷穴位，可引起局部发疱、化脓如"灸疮"的一种"似灸非灸"的疗法。高老对其尤为推崇，将其运用于"冬病夏治"及晚期肿瘤患者治疗中。

天灸借助药物之扶正温阳功效，已成为时下"冬病夏治"施治中患者认可度及接受度最高的疗法之一。高老平素极为强调中医"治未病"，在冬病夏治中天灸于哮喘等冬季易发疾病而言属"既病防变"范畴，通过天灸之提举一身正气及阳气，可有效减轻此类疾病的发病程度及发病率。天灸虽有"灸"之名，实属穴位贴敷范畴，因而其重点除却介入时机，不外乎"选穴"及"选药"二者。高老应用天灸选穴时常因时、因病、因证制宜，在冬季易发疾病的预防性治疗中，如哮喘者，选大椎、风门、肺俞等穴施天灸；又如膝痹属风湿痹者，可在犊鼻、阴陵泉、阳陵泉、梁丘等穴施天灸。对于部分虽无"冬病"，但身体体质较弱，对气候冷热变化的适应性较低，比常人畏冷容易感冒者，高老亦强调用"冬病夏治"天灸法，即"未病先防"，选在三伏天于背部大椎、身柱、风门、膏肓等穴，每次取1～2穴贴敷膏药，初伏、中伏、末伏各一次，一年共三次以扶持正气。药物选择上，高老喜用黄芪、党参、白术、川芎、斑蝥等益气温阳之品，辨证分型，随证而治，以扶正温阳为大法，兼顾夹杂证型，令治之有道。此外，高老亦强调天灸于"冬病夏治"，往往需时间积累，以每年夏季贴敷，持续三年以上最佳。

除却在"冬病夏治"上的广泛运用，高老亦致力于天灸"扶正"功效在肿瘤患者治疗中的研究及应用。

肿瘤患者尤其是晚期肿瘤患者，在高老工作所处的 20 世纪后期治疗手段尤为匮乏，口服药物治疗常带来强烈的胃肠道刺激，而化疗更给原本已十分虚弱的机体带来巨大的负担。在此背景下，中医药被赋予极大的期许，各路学者都将目光汇聚于中医药防治肿瘤的研究中。高老认为晚期肿瘤患者多为正气虚弱，若单以攻坚消结之法治之，机体虚而不坚，正气更伤，则收效甚微。且肿瘤晚期患者多形体消瘦，胃纳差，频服煎煮之药品，恐难以下咽，收效欠佳。天灸疗法将贴敷疗法与药物功效相结合，将中医外治与药物疗效相结合，既有不损脾胃、扶正扶阳之长，又可发挥经络腧穴之引经效用，令药效直达病所，故高老将其运用于晚期肿瘤治疗中。高老极为重视天灸药物之选择，以扶正为大法，以辨证为本，经临床反复实践验证后拟定天灸防治晚期肿瘤协定方三张，分别为扶正 1 号方（丁香、冰片、麦冬、熟地、红花）、扶正 2 号方（黄芪、党参、白术、川芎、冰片、斑蝥）、扶正 3 号方（肉桂、黄芪、半夏、土茯苓、䗪虫、斑蝥）。在三张协定方的临床运用中，高老强调辨证选用的同时，亦会灵活变通，有选方先后之分。若辨证明确者，即取相应方药，选取合适穴位，贴敷之。若证型复杂者，首次使用时，一般选择 1 号药方，药性较为和缓，以不使贴敷处起疱为宜。第 2、3 次可改用 2 号或 3 号药方，令皮肤起疱，以达到治疗的目的。起疱后高老主张不留药，随即将药揭去。如若水疱破裂，可用龙胆紫药水外涂，以防感染。无特殊情况下高老嘱患者 5～7 天换药 1 次（续贴），5～8 次为 1 个疗程。休息约 10 天后，可续下一个疗程。肿瘤患者多为慢性起病、慢性发展，故高老强调治疗时间宜较长，徐徐图之，不可操之过急。高老常言扶正本非三两日即可达成之事，若医者急于求成，或令患者反受其害，即补益过之，反伤其本。天灸扶正，重在积累，体强则癥瘕自消。

高老治学、临证严谨，除却临床运用天灸治疗肿瘤患者，亦进行相关机制研究。以"经穴－脏腑相关学说"为指导，高老基于扶正大法，运用针刺配合天灸治疗肺癌 16 例，与单纯化疗组 13 例相比较，患者临床症状改善更为明显，白细胞计数、NK 细胞活性和淋巴细胞转化率均明显提高，统计学结果有显著差异。此外，高老通过天灸大椎、足三里等穴对 9 例中晚期肺癌患者治疗情况进行研究，结果显示患者临床症状得到改善，皮肤朗格汉斯细胞密度明显提高；外周血 NK 细胞活性显著提高，表明针刺配合天灸对中晚期肺癌患者的化疗反应和生存质量有明显改善效果，对于提高机体防御免疫功能及防治肺癌具有一定疗效。同时天灸相对于化疗，无毒副反应并且能减轻或消除放化疗的毒副反应，胃肠刺激极小。高老认为中医药可作为综合防治恶性肿瘤的一种替代或补充，而天灸因其有效性、副反应小，在众多中医药疗法中亦可为优先选择之方案。

天灸疗法扶正效强，副反应小，简便易操作，有广大的受众群体，易于推广，为高老推广"治未病"的重要环节。此法虽非灸却有灸之功效，高老充分利用其穴位组方及药物配伍的灵活性，令其运用不局限于"冬病夏治"，而是推广至肿瘤防治中。此举在扩展中医药防治肿瘤的运用范畴同时，为中医学者研究天灸的运用提供了更加开拓的思路，更丰富了广大肿瘤患者的防治手段，为患者带来福音。

第四节　针艾并施，心疾自安

高镇五教授临证尤擅心律失常等心脏相关疾病的针灸治疗，并在多年的临床与科研工作中进行了大量关于针灸与心脏疾病的研究，其科研成果已证实针灸治疗心脏疾病的有效性、科学性，令针灸诊治心脏疾病的疗效有据可循。其科研成果发表在《浙江中医学院学报》《中国针灸》《上海中医药杂志》和《中医杂志》（英文版）等多本专业杂志，其中《针灸治疗心律失常 220 例临床观察》，1986 年获浙江省卫生厅科技进步三等奖。现将高老诊治心脏相关疾病经验总结如下。

一、辨证归因，分经取穴

"辨证论治"为中医特色诊疗思想，亦为中医诊治疾病之核心内容。高老临证极为重视辨证论治，强调对于心脏疾病的辨证分型，以辨证结果指导临床治疗，而非局限于疾病本身。对于不同心脏疾病，证同治同，证异治异。高老总结指出心脏相关疾病多见虚证者，尤以心气虚证、心阳虚证、气血亏虚证多见；实证者较少，多为心脉痹阻证。临床疾病复杂多变，病因往往不局限于单一者，故临床亦多见本虚标实者。除却辨证论治，于针灸医者而言，辨经论治亦为临证之要点。经络学说为指导针灸临床宝贵的理论，"凡刺之理，经脉为始"，施针与施灸有效的基础在于正确辨经，分经取穴。高老强调"经穴-心脏相关"，认为取心脏相关的经脉、腧穴施针于临床疗效大有裨益。临床的复杂性决定了辨证的精准性，故高老时时强调临证的细心程度，只有详细问诊，细辨分型，分经论治，方可取得满意的临床疗效。

在临床实际运用中，高老尤其擅长在辨经的基础上运用特定穴治疗疾病。如诊治心律失常心气虚证者，取心俞、厥阴俞，意为"脏病取俞"，同时配合膻中，俞募相配，益心气，通心脉，宁心神；或取内关配神门，原络相配，补益心气，安定心神。在反复临证观察中，高老发现特定穴不仅于相应疾病有其特殊治疗作用，亦发现腧穴作用具有相对特异性。如治疗频发性期前收缩，针刺以内关配神门为佳；治疗心动过缓，取穴以内关配素髎，或配足三里，或单用列缺为佳；治疗心动过速，针刺则以内关配三阴交或太冲为佳。此皆为后辈学子留下丰富、直观的宝贵经验。

十二经脉，内属脏腑，外络肢节。高老认为经穴与脏腑密切相关。心脏相关疾病者，病位于心，手少阴心经"属心"，经别"属于心"，别络"入于心"；手厥阴心包经别络"络心系"，故临证针刺应以心经、心包经经穴为主。除却此二经，高老发现足阳明胃经别"通于心"；足太阴脾经"注心中"，经别"通于心"；足太阳膀胱经别"心入散"；足少阴肾经"络心"，因此辨经时需全面。高老通过总结认为"五脏相通"，他经之变必会影响本经之变。此观点亦在临床得到证实。高老临证观察发现心脏相关疾病虚证患者心病主症上多兼有他症，故针刺不可单纯局限于心经、心包经，在主穴基础上配以他经之穴，分经取穴，兼顾他证，方可取得更好的疗效。如临证心律失常症状兼有脾胃虚弱、气血不足者，则配以足阳明胃经之合穴足三里，此为保健要穴，可补后天之本，化生气血，或兼加膈俞，此为血之会穴，亦有生血之作用；兼有阴虚阳亢之眩晕，则配以肾足少阴经脉之原穴太溪、胆足少阳之经穴风池，下补之以育心肾之阴，上泻之以潜上扰之阳，上下相配，育阴潜阳；或加足厥阴肝经之原穴太冲，因厥阴经脉"与督脉会于巅"，与脑相通，且经别"上贯心"，故三穴配合共同起到育阴潜阳，安调心神的作用；兼有肺系疾患，则配以手太阴肺经之络穴列缺，手少阴心经与肺脏有密切联系，当心脉失调时，可直接影响肺脏功能，表现为气短、气急或喘息。故配肺经络穴列缺，起宣肺利气蠲胸痹之功。

正确辨证、分经取穴是针灸治病的前提条件。高老在心脏相关疾病的诊治中将此二点贯穿始终，不仅自身严格要求，对于后辈学子亦是时时教诲，既保障了临床疗效，又对中医治病尤其是针灸医者治病的临床严谨性起到了示范作用。

二、辨证运针，法在速迟

除却重视辨证分型、分经取穴的重要性，高老亦强调针灸临床治疗手法的重要性。《灵枢·九针十二原》曰："刺之微，在速迟。"《小针解》曰："刺之微，在速迟者，徐疾之意也。"高老精研《黄帝内经》，重视针刺补泻，并深受《黄帝内经》启发，认为针刺补泻精妙幽微的关键在于得气速迟，于长期临床实践及科研中总结出具有高氏特色的补泻手法——速迟刺法，并将其贯穿在进针、得气、守气、调气、留针至出针的全过程。速迟刺法是高老临床治疗的重要手段，在心脏相关疾病的治疗中亦得到广泛的运用。

高老认为心脏相关疾病患者多见虚证或本虚标实，多因心气不足、心阳不振、气血失养而发病。《灵枢·终始》曰："邪气来也紧而急，谷气来也徐而和。"无论气、血、阴、阳何者虚弱，高老皆以"补"之一法贯穿始终，即令"谷气"缓缓而至，实际操作施行补法时，针具宜细，运针幅度宜小，令得气反应徐和，缓慢得气，术者指下偏松，患者言针感舒适，无抗拒之感，医者精神集中，徐徐调气，守气留针时间宜短，出针亦宜缓慢，此即为针刺补虚之大法。如治疗室性期前收缩心气虚证，取内关、神门兼加足三里，选用0.30mm×25mm毫针，缓慢进针，缓缓得气，施徐疾结合捻转补法，令"得气"感应舒适，间隔5分钟缓缓捻针5秒以调气，略加针感，留针15～20分钟，出针亦宜慢；治疗心血亏虚证，高老先嘱患者采取俯卧位选取脾俞、膈俞二穴，进针缓缓得气后，施徐疾结合捻转补法约30秒后出针，不久留针；而后仰卧取神门、足三里，进针缓缓得气，施徐疾结合捻转补法约30秒，令得气感应缓缓增强，以舒适为度，而后静留针5～15分钟，缓慢出针。

虚证者非一日之因，多为慢性久病，故高老临证强调不宜追求速效，针刺不宜刺激过强，以防伤及患者之本，须缓缓多次针刺治疗为宜。《灵枢·邪客》曰："先知虚实，而行疾徐。"高老认为辨证明确虚实后，才可选穴施针，虚证徐补，实证疾泻，操作目的简明易得；而对于一些虚实夹杂者，选用不徐不疾中等速度之刺法为其最佳之法。如治疗心律失常合并冠心病者，高老辨证其为气虚脉痹，本虚标实，选主穴内关穴，以0.20mm×40mm毫针缓缓进针得气，施徐疾补法结合泻法，令其感应舒适，间以短促捻针中强感应数次，同时配合膻中艾灸架温和灸，以患者感觉温和舒适为度，持续运针守气约3分钟后，间歇动留针15分钟后出针。

高老临床治疗以辨证运针为宗，有效地提高临床疗效，但高老不拘泥于一法，高老通过多年临床工作及心脏相关疾病的研究总结得出，除却具体证型的"辨证运针"，不同心脏疾病亦有"辨证运针"。虽心动过缓、频发期前收缩、心动过速等不同心脏相关疾病现皆可归于相应的证型，但在不同疾病的治疗上针刺手法仍有其侧重点。比如治疗心动过缓，针刺得气更宜缓慢，得气感应须弱而舒适，留针5～15分钟，缓缓出针即可；治疗期前收缩和心动过速，得气亦须缓慢，但其针刺感应中等为宜，留针时间须20～30分钟，且于留针过程中每隔5分钟左右缓缓运针约2秒，令针感增强些许则疗效更佳。

医者治病不仅需要治之有"道"，更应治之有"方"。高老以辨证论治、辨经取穴为治疗之"理法"，以速迟刺法为"方药"，将理法相合贯穿于治疗始终，有效提升临床疗效。高老此举为临床补泻手法应用及效应关系提供新的思路，也为后辈医者留下了宝贵的经验。

三、救急有穴，创用甲根

"勤求古训，博采众方"。高老治学治病不局限于自身，始终认为相互交流学习为个人水平提升的重要途径，曾多次拜访承淡安、陆瘦燕、马雨荪、金文华、陈备永等针灸前辈请求教益，在与针灸名家交流学习后，综合自身之临床工作经验发现于针刺主穴基础上配合素髎刺皮刮柄可有效地治疗窦性心动过缓。素髎为督脉经穴，自古便为"急救要穴"，位于鼻尖，督脉主一身之阳，"上贯心"；而肺气通于鼻，鼻为肺之窍，手少阴心经"上肺"，五脏中心为"君主"，肺为"相傅"，心肺密切相关。对于窦性心动过缓证属心脉痹阻，其脉象迟缓者，高老采用刺皮刮柄法刺激素髎，有效地起到了振奋心肺阳气、通络升心率的作用，于临床取得良好疗效。

除却经穴运用，高老在临证运用井穴、十王穴的过程中逐渐发现和认识了一个新的可自疗的腧穴——甲根穴。甲根穴，因其位置在甲根线上，故取名为甲根穴，位于手指背侧，沿甲根后缘自内角至外角向皮肤部约0.1cm处，穴位呈弧形，其部位正在甲根基部，用手指甲切压时感觉敏感。每指一穴，一手五穴，两手共十穴。各指的甲根穴分别名为拇根、食根、中根、环根、小根。其实质上包含了井穴和十王穴，具有两者的主治功能，但甲根穴不仅部位远超十王，主治功能也有扩大。高老认为甲根穴切压时有轻痛感应，痛感连心，心主神，从中医基础理论初步分析，切压甲根穴之感应，体现了提神、移神（或调神）的作用。四肢末端是三阴、三阳经气交接之处，对阴阳经气贯通，促进运行，具有重要作用。从甲根穴与井穴的密切联系来看，甲根穴是井穴的一种延伸，甲根穴是同经络直接相通的，故可对相应的经络气血脏腑功能进行调节，包括本经、表里经、同名经等。

临床运用中，拇根穴主通肺经，主治牙痛，咽喉痛，鼻塞流涕，咳嗽，头胀痛，眩晕，胸闷，胸痛，呃逆，胃脘痛，腹胀，肠鸣便闭，肩前痛等；食根穴主通大肠经，主治牙痛，咽喉痛，耳鸣，鼻塞流涕，前头痛，眩晕，咳嗽，胃脘痛，腹胀肠鸣便闭，肩、肘、腕痛等；中根穴主通心包经，主治心悸，胸闷，胸痛，头胀，眩晕，高血压，失眠，呃逆，胃脘痛，胁痛，腹胀，肠鸣等；环根穴主通三焦经，主治偏头痛，头胀，眩晕，高血压，耳鸣，咽喉痛，心悸，胸闷，胸痛，呃逆，胁痛，肠鸣腹痛，肩背痛等；小根穴主通心经、小肠经，主治心悸，胸闷，胸痛，咽喉痛，耳鸣，头痛，失眠，肩背、肘、腕痛等。甲根穴中中根穴通心包，小根穴通心经、小肠经，对于某些心悸患者，高老指导其发病时可在家用指切法切压中根或小根穴几分钟，从而有效及时地缓解临床症状。

甲根穴之按压操作较为简单易学，但亦有需注意之处：首先定位需准确，以甲根基部略呈弧形的敏感线为宜，左手指甲切压右手，右手指甲切压左手，互相操作。切压时可持续按压不动，或一压一放有节律地进行，以产生患者能耐受的轻痛为宜。若毫无痛感，则收效不佳，痛感太剧则患者难以接受。通常需持续切压5分钟左右方可奏效，若5分钟后未感缓解，可换同一弧线上其他的敏感点进行持续刺激（因甲根穴是一弧线，其范围较大），或换对侧穴位，或寻另一穴位中的敏感点再切压，或是延长切压时间。通常需持续切压20分钟左右。总之，切压时须有痛感，以轻痛为宜；保持必要的持续切压时间，方可生效；适当增加切压穴位，可增加作用力，提升疗效；对慢性久病，可安排疗程切压，须耐心坚持，渐渐生效。虽然甲根穴临床实用简便验捷，但高老指出，其自疗力度是有限的，通常适用于疾病初起或是病情较轻浅之时，若是急症危症当以立即送医为要，途中或可持续切压而稍缓痛楚。为了方便临床推广，高老特总结穴歌两首如下：

（一）

甲根良穴，指切疗病。穴不在多，有效是真。

自己治病，早快便捷。时间是效，消病健身。

（二）

甲根穴在指甲根，横向弧形线一条。

压之轻痛渐生效，持续压放有轻重。

甲根线上都可压，移动切压能升效。

不痛太痛皆不宜，平时细心先练好。

甲根痛时病痛减，提神移神是其道。

不需工具不需药，经济节约无消耗。

适应小轻慢病症，使用及时有疗效。

若是重危急性病，应速医院急诊瞧。

新穴位的发现与应用乃开创之举。尤其针对如心脏相关此类易于威胁患者性命之疾病者，高老总结之甲根穴易于辨识，人人可学，医者用之简便，患者亦可随时自救，为心脏疾病的突发急救提供了新的思路与方法；同时也进一步拓宽了经络腧穴应用的范围，为诸多痛症及脏腑相关疾病的治疗提供新的治疗靶点。

四、针治心病，尤重调护

高老从事心律失常的研究数十年，发现疗效除了与医者的辨证、选穴、刺法相关外，还与患者自身的调护密切相关。《灵枢·本神》言"所以任物者谓之心"，心主藏神，主宰人的精神意识思维活动，因此七情内伤皆可伤心；此外肥甘厚腻、过冷过热、过劳过饥等均可使心神失宁。心律失常多属本虚标实之证，患者素体偏虚，正气不固，易为邪扰，虽然在药物或是针灸的干预之下可以获得满意的近期疗效，使症状缓解甚至消失，但稍有不慎，则易复发，即其远期疗效并不满意。"是故圣人不治已病治未病，不治已乱治未乱"，因此高老强调要对心律失常的患者要做好宣教工作，使患者对自己的疾病有一个客观且乐观的认知，积极配合医生，为此他提出调护"三要"理论。一要"虚邪贼风，避之有时"。"心为火脏，烛照万物""心者，生之本也，神之变也……为阳中之太阳，通于夏气"，心为阳脏而主阳气，因此凛冬严寒之季，易伤阳气，心失温煦，经脉收引，气血运行失畅，因此冬季是心疾加重与高发的季节。酷暑之际，暑气通心，易灼津液，易扰心神，使心神不宁。因此，应嘱患者起居有常，注意季节更替，气候转化，及时做好保暖防暑等措施。亦可在季节更替而疾病未起之时，接受适当的针灸治疗，以顾护正气。二要"精神内守，病安从来"。"然七情之伤，虽分五脏而必归于心"，可见五志过极皆可影响于心，因此及时疏导情绪，保持平和从容乐观的心态可以有效地避免心神被扰，这一点需要患者及家属共同的配合，十分要紧。三要"饮食有节，起居有常"。心主血脉，心与气血关系密切，心脉又以通畅为要。过饥则气血不足；过饱则饮食积聚，阻滞血脉；肥甘厚腻则生痰聚湿，脉管不利；过劳过逸亦可影响气血运行。因此要保持良好的饮食习惯和起居时间，注意劳逸结合，这样才能真正治愈疾病。

第五节 革故鼎新，嘉言懿行

高老自1957年于浙江省中医进修学校举办的第一期针灸医师进修班任教后，便逐渐开始了由单纯临床工作到临床与教学相结合的过渡。1959年8月，浙江中医学院正式成立，高老正式担任针灸教研组负责人，专门从事针灸教学及研究工作。自此以后高老又先后担任了浙江医科大学（浙江中医学院与浙江医科大学第一次合并时期）西学中班教学副组长、针灸教研组副组长（浙江中医学院与浙江医科大学第二次合并时期）、浙江省第一批针灸硕士生导师、针灸专业筹备组组长（1982年学院筹备针灸专业时期）、针灸推拿系主任等，高老的一生都在和针灸教育事业打交道。任教几十年，高老秉持着教学相长的教育理念，注重中西医结合教育，强调医学生的临床实践学习，重视针灸实验室的发展，锐意改革针灸教具，参与众多针灸学相关教材的编写。其教学成果至今仍对针灸推拿专业学生有着重大影响。

一、锐意进取，革故鼎新

20世纪50年代末60年代初，浙江中医学院办学伊始，相应的教材、教具等教学设施非常有限。教材仅有全国统编教材，内容基础而局限，远远无法满足学生培养所需，因此高老带领当时的针灸教研组自编《针灸学》讲义、

《经络全图》教材等作为补充教材、辅导资料。为了更好地开展针灸学的教学工作，高老主张并购置了当时市场上所能购买到的针具、灸具、火罐、电针、穴位注射工具、十四经穴小模型、仿制铜人模型等作为直观教具，还亲自参与设计并绘制了教学所用经络挂图、腧穴挂图。此举极大地丰富了教学资源，也将原本晦涩、枯燥的经络腧穴学这一教学难点变得直观而生动，调动了同学们学习的积极性。此次创新亦让高老意识到，针灸学教学的突破点或可从教具革新开始，为此高老有了两次大胆的尝试。

其一是立体彩色经络模型的设计。高老始终强调经络学说是中医学重要的基础理论之一。经络和脏腑、营卫气血三者一起组成了中医学整体观念理论的核心。因此在经络学说中医的基础理论教学中占有极其重要的地位。

经络学说内涵丰富，包括十二经脉、奇经八脉、十二经别、十二经筋、十二皮部、十五络脉、孙络、浮络等，还有标本根结、气街四海等相关内容。经络内属脏腑，外络头面、五官、躯干、四肢等，如网络般地分布于人体全身内外、表里、上下、左右、前后，运行气血以濡养周身，使人成为一个有机的整体。经络学说之于临床的意义涵盖了从诊断到治疗的全过程，故《灵枢·经脉》有云："凡刺之理，经脉为始。"

但在当时缺乏为经络学教学服务的、完整全面的经络直观教具。市售的十四经穴模型（绘有十二经脉和督脉、任脉的外行经线和穴位）主要以腧穴部位为主，既缺乏经络循行于体内脏腑器官部分的内容，其体表的外行经线也不完整，更无十二经别，十二经筋，十五别络，和冲脉，带脉，阴、阳维脉，阴、阳跷脉的内容，其不完整性及局限性很难将经络的整体性及立体性表现完整，无法满足针灸学专业学生的学习要求，对整个针灸专业教育的进步与发展产生了一定的限制。

为了提高经络学的教学质量，形象立体地讲授经络腧穴的位置与相关性，使学生能完整、全面地学习经络学说，高老根据自身30余年的中医针灸临床工作经验及20余年的中医针灸教学科研工作经验，身体力行地研究设计了一套经络模型的制作方案。经过多方的努力及院领导的大力支持，克服经费、造模、美工等重重困难，最终成功制作了一套配合经络学教学使用的直观经络模型，共计16具。其中十二经络的各同名经络制为一具，共12具（同名经络，是指手太阴经脉，手太阴经别，手太阴经筋，手太阴别络，其经脉、经别、经筋、别络的名称都为手太阴，故称同名经络。余类推），奇经八脉，分为督脉、带脉1具，任脉、冲脉1具，阴、阳维脉1具，阴、阳跷脉1

具，共4具。合计16具。

由于经络系统自身内容的丰富性及分布的立体性，要想在一具模型上将其完整形象地描绘出来是有极大难度的，即使将其描绘上去也容易形成重叠，增加辨识的难度。因此为了使经络的循行路线在经络模型上充分显现，方便学生学习观察，高老特地设计了多种体位的模型。例如，为了充分显露手阳明经、手太阳经、手少阳经的循行分布，其模型分别为抬肩、屈肘、立拳位，和抬肩、屈肘、俯掌位；手太阴经、手少阴经、手厥阴经则分别采取抬肩、微屈肘、仰掌位和抬肩、屈肘、举臂位，以便充分暴露手三阴经在腋下的循行；足三阴经模型，则统一采取屈髋、屈膝、抬脚位以方便暴露下肢内侧的经脉循行；足三阳经则采用标准直立位；腘窝部的经络则以伸腿直立位显露。高老对于模型制作要求十分高，在模型人像的雕塑、制模子、翻模型（光胚）等各个阶段，皆邀请专业美术雕塑师根据模型各种体形的设计要求进行制作，力求得到具体形象的模型。为了加入更多的中医元素及加强辨识度，高老将中医五脏配五色学说加入模型的设计中。模型光胚制成后，肺经、大肠经循行路线用白色描绘；脾经、胃经为黄色；心经、小肠经及心包经、三焦经为赤色；肾经、膀胱经为黑色；肝经、胆经为青色；奇经八脉模型为淡黄色，使得各经循行清晰明了。高老治学严谨，每一具模型制作过程皆由其本人亲自翻阅中医经络学文献的记述，对比考证，正确细致地将每一同名的经脉、经别、经筋、别络的起止、循行路线，及其有联系的脏腑器官的示意图形描绘于同一具模型上。此番工作内容极为细致，描绘一具模型约需2个工作日，高老皆不辞辛苦，极尽其严谨之风。

立体彩色经络模型的出现，填补了经络学直观教具的空白。高老首创将同名经络绘于同一具模型中，这样可以明确地分辨出同名经脉、经别、经筋、别络的循行分布，其异同之处一目了然。经脉循行未及之处，经筋、别络或及，如手阳明大肠经，其经脉循行未及乳房、头、脊柱、耳等部位，但其经别"循膺乳"，其经筋"挟脊""络头"，其络脉"入耳合于宗脉"；又如足阳明经脉的循行，没有与心脏、咽、目、胁、脊、阴器等发生联系，而足阳明经别"上通于心""上循咽出于口""系目系"，足阳明经筋"上循胁""属脊""聚阴器"等，补充了足阳明经脉循行之不及。此模具充分展示了经络循行的整体性，加强了学生对经络整体与部分联系性的认识。"经络所过，主治所及"，此教具的诞生形象地展示了经络循行的完整性，对针灸治疗疾病的整体性有明确的指导意义，如单纯参考手阳明经脉循行，该经穴位可以治疗手、臂、肘、肩、肺、大肠、颈、颊、下齿、口、鼻的病症。若综合手阳明经别、经筋、别络的循行分布，便能发现本经亦可治疗膺乳、背脊、头、耳的病症。此模具对于疾病的诊断、辨证归经、循经取穴等意义非凡。同时有助于针灸专业的学生跳出"经络循行就是十二正经循行"的僵化思维，对经络学说形成一个整体认识，对后期的临床实践有着深远的影响。

此外，该模型的诞生不仅仅有着教学意义，更对针灸学科的发展有着较多的启发。一方面全面地掌握经络的循行分布后，对经络贯通整体阴阳及五脏配属五行的相生、相克、生中寓克、克中寓生的五行生克制化关系的认识将会有全面提升，亦能清晰地认识到五脏开窍于五官等学说的经络基础；另一方面，如可见模具中同名经络在四肢部的循行分布路线基本为伴行状态，由此不难联想至人体解剖学中的四肢部的神经、动脉、静脉等相并行的事实，对探讨研究经络的实质有明确的启发及指导意义。

此类经络模型在当时全国中医院校中尚属首创，填补了经络学教学中直观教具缺乏的空白。这套模型一经出现，便广泛应用于当时学院中医班、针灸班、推拿班、西学中班、国际针灸班及继续教育班的经络学教学之中，因其直观生动，便于学生理解记忆，对学生全面掌握经络学说有较好的辅助作用，获得了众多学子的良好反响，甚至有美国留学生将经络模型拍摄录像带回国。此外，高老还特意绘制了一套经络挂图（16张）和一本经络图谱（16幅），和经络模型搭配使用，加强教学的直观性。

立体彩色经络模型在1989年获省教委省级优秀教学成果二等奖、浙江中医学院优秀教学成果特等奖。

第二次大胆尝试是70年代初浙江中医学院与浙江医科大学第一次合并期间，当时学校开展教材改革，高老萌生了编写彩色针灸解剖学图谱的想法。高老在早年行医时曾经亲眼目睹过数起因不明穴位解剖而误伤患者性命的医疗事故，深感作为针灸临床医师掌握扎实的西医解剖学知识的重要性，唯有如此方可保障治疗的安全性；同时，在安全的基础上，若熟知穴区的解剖结构，从中医、西医两个医学体系去分别认识穴位，或许对于我们早日明确经络实质、穴位实质会有所启迪。当时两校合并，中西医结合浪潮正盛，有着良好的跨界合作平台。因此高老向学校提出申请后，得到了校领导们、教学小组组员们及出版社的大力支持。考虑绘图的专业性，学校有关方面寻求浙江美术学院的合作，得到了浙江美术学院领导的支持，先后派来邓白等三位教授配合绘制针灸解剖图稿。解剖方面由教学小组内的解剖学专业老师魏培森老师等把关；针灸方面由高老设计并提出层次解剖图谱的要求（即试图从皮肤层、筋膜层、肌肉层等不同解剖层次来看待针刺深浅的差异），制定图谱目录，在解剖图谱之上定位描绘经络循行线及穴位等，唐乙凡、虞孝贞等老师也共同协助。针灸、解剖、美术三方专业人员通力合作，耗时三年以上，克服种种困难，最终完成此书编写。浙江科学技术出版社认为《针灸彩色解剖图》内容科学新颖，有助于针灸的推广与学习，因此同意在《新针灸学》中插入该针灸图谱，再次出版。而浙江人民出版社则将《针灸解剖学图谱》单独出版。这一图谱获1979年浙江省科学大会科技先进成果三等奖。

除了积极改革教具，高老还参与编写了多本针灸学教材，从早期进修班、学院内部的自编教材如《针灸学函授讲义》《针灸函授自学指导》等，与浙江医科大学二次合并期间的《新针疗法讲义》和补充讲稿，到《新针灸学》、《针灸学》（中医院校五版教材）、《中国针灸治疗学》、《中国针灸学》（系列录像片）、《针灸学》（任主编，中医学院专科用教材，华东五省中医学院协作）等。同时高老注重医案整理，曾主持或参与了《浙江针灸医案选》（1985）、《当代中国针灸临证精要》（1987）、《中国当代针灸名家医案》（1991）、《中国当代名医针方针术集成》（1994）等当代医家的医案或学术思想整理工作，为当代针灸学科的建设做出了巨大贡献。

二、教学相长，嘉言懿行

高老每每回忆起当时答应任教针灸进修班都甚感庆幸，虽然压力很大，但是当时他将这一任务看作是对自己理论功底的一次考验，是一次充实和挑战自己的机会，因此非常重视。每次课前高老总是花大量时间、精力去备课，有任何存疑或困惑之处，虚心请教同事或领导。高老从小熟读中医经典，又曾于天津、苏州等多地求学，因此他的课不仅逻辑严谨、条理分明，同时又把理论与临床实际紧密相连，让学生既"知其所然"，又"知其所以然"。除却理论学习，高老亦注重临床带教工作，鼓励学生在临床实习中把握各种操作机会，培养他们独立接诊的能力。早期浙江省中医进修学校没有附属医院，杭州市区内医院难以容纳众多进修医师实习，当时高老与其余任教老师一起带领学生下乡，到县区乡镇医疗单位开展巡回医教实习，深入基层临床进行医疗工作，以学习小组形式安排学员集体讨论，交流实习期间所获经验。后期浙江中医学院成立，学习资源日渐丰富，实习工作多在杭州市区内开展，高老亦定期组织学员交流会，大家彼此分享临床上的困惑或收获，共同进步。高老在与学生的相处过程中并不以老师自居，平易近人，抱着"教学相长"的态度与大家相处，非一味地灌输知识，而是注重启发、讨论与交流，在授业解惑的同时也努力提高自己的水平。20世纪60年代初期浙江中医学院成立了对外开放的中医门诊部，要求各科教研组的教师兼相关门诊科室的医师，高老亦为其中之一。除却学校教学，高老每周参加三个半天针灸门诊，既研究学术理论，又从事临床实践，对高老而言是一全新挑战。在实践中不断检验中医针灸理论，理论联系实际，不断地提高临床工作能力和业务水平。门诊时高老担负带教学生临床见实习的任务。上课的老师带教实习，理论同实践进一步结合，从此实现医教结合，得到了学生的一致好评。高老常说"能者为师"，"学则睹己行之所短，教则见己道之所未达"，其"教学相长"的教学思想贯彻他整个的教学生涯，即使在其任硕士生导师期间，亦不忘初心。在研究生培养方向的制定上，从不盲目粗暴地以自己的想法替学生做决定，极其重视启发学生，为学生提供当前研究的热点、难点作为参考，给学生以自主选择研究的权利，适时点拨，开拓学生的眼界与思维。他坚信兴趣才是最好的老师，只有对自己的研究方向充满好奇与热情，从自身的需要出发，才能沉心静气，发散思维，认真搞好科研，提升自我。

高老求学时曾多次参加新国医函授、中医进修班，较为系统地学习了西医的组织解剖学、生理学、病理学、药理学、西医诊断学、细菌寄生虫学、传染病学、西医内科学等基础课程，并于西内科病房轮转实践，有着较好的西医功底，也深切认识到静脉输液、输血、吸氧等西医治疗手段在救治急危重症时的实际效果。因此逐渐在平时的行医过程中采用中西结合的诊疗思路，根据患者的实际病情，取长补短，酌情采用西药。1953年余姚发生小儿麻疹大流行及钩端螺旋体病流行时，大量患者前来就诊，高老及其父亲查其舌脉、症状、体征等，以温病之法论治，虽有疗效，却因无法明确病因，难从源头上阻断疾病的流行。后杭州市下派西医传染病学专家前往余姚指导防治工作，最终明确为钩端螺旋体病，遂采取相应的方法隔绝传染源，阻断传播途径，进而逐渐控制了病情的进一步蔓延。经此一事，高老更加明确地认识了西医在疾病诊断上的优势，认为其若能与中医在治疗上的优势相结合，中西医互相学习，取长补短，才能真正造福广大患者。高老将这一理念融入教学中，始终向学生强调中西医应该是并行不悖的两架马车，"两手都要抓，两手都要硬"，要求学生不能落下西医知识的学习。1982年在浙江中医学院筹建针灸专业时，高老被任命为筹备组组长及负责人，格外重视针灸实验室的建设。高老认为，用现代化的科学技术与实验方法去研究传统的针灸基本理论，揭示针灸的作用原理、作用规律、经络的实质、腧穴的实质等奥秘，从而以现代化的角度解释针灸为什么能治病、能治哪些病等问题是推动针灸学科发展的必经阶段。针刺麻醉研究在外科临床成功使用后，国家重视针麻理论原理研究，其中经络学说是研究的重点之一，高老根据当时实际条件，开展"经穴-脏腑相关"的临床观察研究工作，重点观察"经穴-心脏相关"。他坚持求真务实的科研工作精神，对"经穴-心脏相关"进行了深入的研究。其撰写的《针刺纠正心律失常106例临床观察》，通过专家评审鉴定，获1980年浙江省科技进步四等奖；《针灸治疗心律失常220例临床观察》，获1986年浙江省卫生厅科技进步三等奖；《针刺治疗窦性心动过缓54例临床观察》获1989年浙江省优秀论文二等奖；《针灸治疗冠心病、心功能不全、预防心肌梗塞的研究》，获1992年浙江省卫生厅医学科学技术进步三等奖。

回顾高老一生，不仅悬壶治病、救人无数，更将一生所学无私教授，桃李天下。一支粉笔两袖清风，三尺讲台四季晴雨，鲁迅先生因"学医救不了中国人"而弃医从文，高老却真真切切地以自身之"知行"诠释着医生能治病救人，更能教书育人！如今高老已是鲐背之年，但其所编之书籍、所制之教具仍在一代又一代莘莘学子中传看使用。早年的不少学生已是如今针灸界的名师名家，高老之学术思想及教学理念亦被不断发扬，影响着一代又一代的中医人。高老之嘉言懿行是所有中医学子的榜样，其在针灸乃至整个中医教育事业的传承与发展中的贡献将被后世时时铭记，指引年轻的中医人们去探索、去创新，将中医事业推上更高的台阶。

第|六|章

桃 李 天 下

第一节　黑发积霜织日月

一、桃李不言，下自成蹊

"勤研针灸医术，培养医学后来人"，这是高老经常挂在口头的一句话。为了带教研究生，高老延迟退休，年届七旬仍坚守在临床、教学一线。高老在40多年的临床诊疗和教学中，始终保持严谨认真，精益求精的学习和钻研精神，积累了丰富的临床经验，治愈了许多患者。并亲力亲为，手把手教授指导学生，学生们跟随老一辈专家学习，不仅仅学技术，更是理念和方法的传承，正所谓"师父领进门，修行在个人"，目前高老的学生们很多也已成为了行业名家或学术带头人。学术继承人将针灸传播至海内外众多国家和地区，为祖国瑰宝、百年技法的传承，为造福千万家庭做出了卓越的贡献。

经过半个多世纪的探索与实践，高老逐渐形成了自己的中医针灸学术思想体系，包含重手法补泻，重穴性补泻，推崇灸法，善用温针灸，喜选特定穴，善治脏腑病，重分经选穴，善治心律失常，探索甲根新穴，发现睛明穴新功效等，都有极高的学术与临床应用价值。

高老毫无保留地把这些经验传授给学生们，让他们在探索针灸的道路上有所借鉴和启发，少走些弯路，同时把原汁原味的技法与思想传递下去，在带研究生时，高老十分重视学生和老师之间的相互配合，对于当时研究生对针灸的研究选题、研究方向、研究病种等存在的问题，高老都会耐心地告诉学生有什么病值得研究，怎样去研究，学生可以从老师的建议中选择自己感兴趣的病进行研究。高老认为兴趣是最好的老师，做研究、做学问，兴趣是前提，有兴趣才能钻进去，才能对针灸领域进行探索，才能出大成就。

因为家学的感染及父辈们的教诲和影响，高老做事认真，治学严谨，做学问力求甚解，做事情一丝不苟，严于律己，同样，他也是这么要求徒弟和学生们的。有些年轻时就养成的习惯，很好地坚持到现在，也影响着学生们。高老在七十高龄时仍每天坚持整理病案，看书记述，有时给学生们讲课，会提前认真备课，绝不会因为用了几十年的讲稿而随意懈怠，他们传承的不仅是一种技术，更是一种精神和文化，这样做是习惯，对年轻的学生更是一笔宝贵财富。

二、潜心耕耘，布道授业

高镇五教授擅长用针灸治疗内科疾病，尤以心内科见长，并重用灸法，手法独特，至于针灸科常见病种，更是手到擒来，所以高老的学生们在高老的指导下对这些领域潜心研究，成果颇丰，有些已成为针灸领域的名家。

在针刺治疗内科疾病的研究中，王樟连在研究不同针刺手法及留针时间对心气虚心输出量的影响时发现弱刺激、中等刺激、强刺激三种手法对心气虚患者的左心输出量都有增加作用，所以认为对心气虚患者针刺内关、足三里，这三种手法均是补法。在观察中还发现，三种不同的刺激中，以中等刺激对心气虚患者效果最好，间歇动留针15～30分钟，持续催气运气，使心气逐渐得到加强，从而达到补益心气，增加心输出量的目的。杨丹红在进行温灸法治疗冠心病44例临床疗效分析后认为温灸对气虚血瘀型冠心病疗效最佳，对气阴两虚、气阴两虚兼血脉瘀阻型有一定疗效。陈超对激光针刺治疗慢性前列腺炎的临床研究发现，用刺入式氦-氖激光针灸仪，通过特制激光针内的光导纤维，把激光束引到人体穴位的适当深度，直接刺激穴位或前列腺，临床可取得显著疗效。连维真在研究治疗甲型肝炎后认为防治甲型肝炎当重脾胃，预防甲型肝炎关键在于提高机体免疫力，而脾胃与免疫又有密切关系；虽然此病病程短、病情较轻，被认为是自愈性疾病，但如治疗不当，延绵数月不愈者屡见不鲜，究其原因主要是治疗过程中没有顾及脾胃所致，所以防治甲型肝炎当重脾胃。连维真还研究水针加中药治疗甲型肝炎，据水针的效用特点加中药进行治疗观察采用蒸馏水穴位注射加服中药的治疗效果，并以单服中药为对照，临床疗效穴位注射组较好，说明蒸馏水穴位注射有疏通经络气血、调整机体免疫功能的作用。观察水针穴位注射治疗慢性乙型肝炎，研究结果显示水针穴位注射治疗慢性乙型肝炎，对改善肝功能，促使HBsAg、HBeAg阴转和促使抗-HBs阳转均有较好效果，提示本法可能有抑制HBV复制及清除HBV作用。连维真认为穴位疗法对病毒性肝炎症状的改善和肝功能的恢复均有显著效果，因其具有调节免疫功能作用，对HBsAg、HBeAg、HBcAb的阴转也有一定促进作用。但穴位疗法对微循环的影响研究较少，我们临床观察发现穴位疗法对病毒性肝炎微循环的影响是明显的，具有改善作用，值得共同探讨。目前的实验研究主要偏向穴位针灸，其他的穴位疗法的实验研究则少有报道，这方面工作有待加强。他认为穴位注射、穴位发疱疗法有一定的潜力，穴位注射以蒸馏水为佳，穴位发疱后可任其自然吸收，若不挑破或吸出液体则效果更好。吴焕淦研究隔药饼灸对慢性非特异性结肠炎患者球结膜微循环的影响发现，经用隔药饼灸治疗后慢性非特异性结肠炎患者均有不同程度的微循环障碍，微血管管径纤细、血细胞聚集、血流缓慢、血管周围渗出和出血等现象得到显著改善。表明隔药饼灸具有改善微循环的作用，有利于止血及促进炎症的吸收。张岚、吴焕淦观察拔罐、贴敷、温灸综合治疗冠心病35例，发现拔罐、贴敷、温灸三者在作用上具有相似性、协同性，综合治疗冠心病，不仅具有较好近期临床疗效，亦具有一定远期疗效；同时说明，冠心病患者在接受治疗同时，尚应注意自身饮食起居，精神调摄保养。秦晓霞的耳穴体穴结合治疗胆石症的临床探讨，实验表明体穴针刺对胆石病患者的胆囊运动起着双相性良性调节作用，与耳穴配合能加强耳穴的作用，是临床治疗中耳穴加体穴较单纯耳穴疗效好的实验依据。解光尧、江克文、陈良良研究针灸对肺癌患者的免疫调节作用，认为针灸治疗提高肺癌患者的免疫功能是多层次的，而不是仅仅作用于某一种细胞。根据他们的研究结果，其作用机理可能是，肺癌患者在针灸治疗的作用下，改善了LC膜表面ATPase活性，使皮肤LC的数量和功能得以提高，肿瘤抗原被LC所摄取、处理并呈递抗原信息给T淋巴细胞，T淋巴细胞受到抗原的激发，分泌淋巴因子，激活NK细胞和CTL细胞，直接识别和杀伤肿瘤细胞；同时，激活的CTL和NK细胞可产生其他淋巴因子，如淋巴毒素和肿瘤坏死因子，直接溶解肿瘤细胞。总之，在针灸治疗的抗肿瘤免疫效应中，三类细胞相互作用，综合发挥消灭肿瘤细胞的作用。并研究针灸加穴位敷贴对癌症患者的免疫调节作用，将恶性肿瘤患者50例随机分成针灸组和化疗组进行治疗。治疗前两组病人的淋转率、NK细胞活性和朗格汉斯细胞密度均明显低下。治疗后针灸组上述三个指标不仅较治疗前明显提高，且明显高于化疗组；化疗组上述三个指标在治疗后仍明显低下，表明针灸可通过提高患者的免疫功能而达到控制肿瘤的目的。

在重用灸法的研究方面，连维真从临床实践中体会到，湿热证可灸，对于正气虚弱又有湿热证候的疾病尤为适宜。灸治可温经通阳、行气运湿、散热，既可引热外泄，使湿随热出，又可帮助三焦气化，使湿从小便通利，则热随湿去，还可温胃健脾以运化湿热等；在红外线灸治哮喘病临床观察中，根据"急则治标，缓则治本"及"春夏养阳"的治疗法则，在夏季取列缺、定喘治标，肾俞、足三里固本，用红外线灸治哮喘病30例，取得很好疗效。张岚对灸法的实验进展进行了较全面的研究，他概括艾灸具有提高非特异性免疫功能、促进机体防御抗病功能的作用。艾灸对紊乱的血流动力学状态具有一定调整作用。吴美情查阅大量文献后对灸法调节免疫功能进行了概括，灸法可影响巨噬细胞的数量和吞噬能力。灸法可使NK细胞、K细胞活性提高。灸法对免疫功能的调节，显示了整体性与双向性的特点。灸法-免疫效应受诸多因素的影响，如穴位配伍、施灸时机、灸法补泻、施灸术式、灸材、灸法感传及病人原有的机能状态等。

在针刺手法的研究中，对于穴位注射补泻手法，连维真也进行了实验研究，根据《难经》"推而内之，动而伸之"及《素问》"徐出针而疾按之，疾出针而徐按之"的补泻手法进行穴位注射，并设空白对照组，观察穴位注射前后白细胞总数及其分类的变化，结果显示补法与泻法产生的效应不同。林咸明在《浅议针刺"补泻手法"与"补泻效应"》中认为"补泻"概念应分清"补泻手法"和"补泻效应"，传统的"补泻手法"与"补泻效应"并不表现为一一对应关系；针刺和药物的作用不尽相同，针刺的作用是感知性的，要通过中枢神经系统的过滤、分析和整合，主要表现为良性的双向调整作用；传统补泻手法的固定式式，不能作为"补泻效应"的判断标准，似应表述为不同名称的针刺操作术式为妥，对不同的针刺术式有作进一步研究的必要；针刺临床要"五因制宜"，尽量选择与机体当时所处机能状态相适应的针刺式式，使之更好地发挥"补虚泻实"的效应。

在针灸常见病种的治疗研究方面，吴美情观察针刺结合中药治疗椎动脉型颈椎病55例的疗效，结果表明针刺人中、三阴交可明显促进脑血液循环，增强脑灌注量，增强血管弹性。风池、华佗夹脊穴能疏通经络、调畅局部气血运行；百会、大椎为手足三阳之会，有疏调头部诸阳经脉之功，使脉道通利，清阳得升，气血上注于头，《针灸大成》谓"百会……主头痛目眩，百病皆治"；足三里、肾俞则培补气血与肝肾不足，充气血、髓海之源，以治其根本，体现了中医治病的整体观念，同时与益气补血、滋养肝肾的中药结合，内外同治，相辅相成，共奏显效。

第二节　粉笔无言写春秋

"光阴荏苒，逝者如斯"，40年的耕耘，桃李不言，下自成蹊，高老的学生徒弟遍布海内外，很多也到了"花甲""天命"之年，他们中不少人现在已是世界各地名中医、硕博士生导师或知名专家，他们遵循高老的教导，把针灸技法和学术思想传播至海内外，使千万家庭受益。

一、吴焕淦

吴焕淦，男，浙江省仙居县人，教授。上海中医药大学首席教授，两项国家"973计划"项目首席科学家，博士生导师，享受国务院政府特殊津贴专家，卫生部有突出贡献中青年专家，上海市名中医。上海市针灸经络研究所所长，上海中医药大学学位委员会委员。国家重点（培育）学科针灸推拿学组织者和学术带头人，国家中医药管理局针灸免疫效应重点研究室主任、针灸免疫三级实验室主任。上海市领军人才，上海市针灸推拿学重点学科带头人，上海市中医特色专科针灸溃疡性结肠炎专科学术带头人。担任全国政协委员，中国民主促进会上海市委员会医疗卫生专委会副主任。中国针灸学会副会长，中国针灸学会灸疗分会会长，中国针灸学会学科与学术工作委员会副主任委员，上海市针灸学会会长。

1987年有幸拜在浙江中医学院高镇五教授门下攻读针灸学专业硕士学位，在高镇五教授的亲自指导下，读经典，做临床，重灸法。期间受元代罗天益《卫生宝鉴》中所载"结阴便血治验：……仍灸中脘三七壮……次灸气海百余壮……至春再灸三里二七壮"的启发，开展艾灸（中脘、气海、足三里）温养脾胃治疗溃疡性结肠炎的研究，完成硕士学位论文《隔药灸治疗慢性非特异性结肠炎临床研究》。1990年6月，由上海市针灸经络研究所陈汉平教授担任硕士学位论文答辩委员会主席，论文答辩成绩优秀。后又由导师高镇五教授推荐，成为陈汉平教授博士生。

在传承的基础上不断发展创新，通过临床实践和研究，首次对艾灸治疗中医肠腑病症技术进行规范化研究，创建了"艾灸温养脾胃，调和肠腑气血"治疗肠腑病症的学术观点；建立了艾灸治疗腹泻型肠易激综合征、溃疡性结肠炎及艾灸结合针刺治疗克罗恩病的规范化研究方法和技术。率先开展内脏痛的艾灸镇痛研究，开辟了艾灸镇痛研究的新领域，形成艾灸治疗中医肠腑病症生物学效应研究平台；首次系统揭示了"艾灸温养脾胃，调和肠腑气血"治疗肠腑病症的神经免疫调节机制，阐释了艾灸治疗中医肠腑病症的科学内涵及艾灸温养脾胃的疗效机理。中医肠腑病症溃疡性结肠炎、克罗恩病、肠易激综合征等发病均以脾胃虚弱为本，但在气血、阴阳失调，累及脏腑方面又有差异，故在温养脾胃总法则下，针灸具体治法和腧穴处方又同中有异：溃疡性结肠炎注重艾灸调和阴阳，克罗恩病重在补肾通络艾灸结合针刺，肠易激综合征侧重于针灸疏调肠腑气血，经过多中心、随机对照临床研究，研究成果列入国家中医药管理局第一批中医临床适宜技术推广项目，已在全国10余省市推广。证明了艾灸温养脾胃理论与治法的科学性，形成了艾灸温养脾胃的理论与治法，有效提升了中医针灸临床诊疗水平。

2008年，作为首席科学家承担科技部"973计划"项目"灸法作用的基本原理与应用规律研究"，并于2013年领衔完成了新中国成立后后首个灸法国家"973计划"项目，项目顺利通过科技部组织的专家组验收，被评为优秀。

总结出艾灸温通温补效应临床应用规律：艾灸的温热刺激具有温通、温补作用；人体机能状态及疾病性质是决定艾灸温通、温补效应的前提条件；施灸方法、穴位功效、灸量大小是影响艾灸温通、温补效应的关键因素。

基于首个灸法"973计划"项目研究成果，2015年作为首席科学家中标第二个国家"973计划"项目。旨在揭示灸法治疗肠易激综合征、溃疡性结肠炎的内源性调节机理；证实得气（灸感）、灸温、灸材是影响灸效的关键因素并揭示其生物学机制；将揭示灸法、针刺效应机制的异同，丰富创新中医理论，提高灸法临床应用和研究水平。

发表论文300余篇，在*Pain*、*Scientific Reports*、*Journal of Crohn's and Colitis*等SCI期刊上发表论文73篇；担任*Journal of Acupuncture and Tuina Science*（入选ESCI数据库、CSCD核心库）主编，全国"十三五"规划教材《刺法灸法学》主编，主编学术专著10部。作为第一完成人获2013年度国家科技进步二等奖、2012年度高等学校科学研究优秀成果奖（科学技术）科技进步一等奖等科技奖和上海市科技进步一等奖；"灸法作用的免疫机制与临床特色技术应用"荣获2017年度上海市科技进步一等奖。

多年来致力于人才培养，培养出一批高水平、高质量的研究生，已培养硕博士80余名，博士后5名，他们中很多人成为上海市和外省市中医院校及附属医院的业务骨干。

2012获全国优秀科技工作者称号；2013年6月被授予上海市社会主义学院2008～2012年度杰出校友；2015年7月，作为首位中医学者获上海市卫生系统第十五届"银蛇奖"特别荣誉奖。2017年，上海市医学会迎百年华诞，为让社会知晓上海医学界百年来创造的辉煌成就与杰出贡献，开展了"上海医学发展系列奖项"评选，吴焕淦教授于2017年9月获首届上海医学发展杰出贡献奖。2018年12月，入选"国家中医药领军人才支持计划—岐黄学者"。

二、王樟连

王樟连，国家级名中医，博士生导师。中国针灸文献学会理事，浙江针灸学会常务理事、副秘书长，针灸临床委员会主任委员。长期从事针灸临床、教学与科研工作。其治学严谨，医德高尚。学术上主张习古践今，兼收并蓄。临床善用针药结合治疗中风、脾胃病、失眠、风湿病等内科疑难病症，尤其擅长支气管扩张、支气管炎、哮喘、肺气肿等呼吸系统疾病的治疗，临证屡起沉疴，声名远著。其学术思想主要有三点，一是重视脉诊，主张辨证、辨病与辨经结合，"凡先用针，必先察脉"，强调临证首先必须按脉察舌，细心审查，再行辨证，而后下针施灸。系统总结了《黄帝内经》的经络诊察体系，通过长期临床观察和研究，运用问、审、切、循、按，络脉颜色的改变等进行辨证施治，扩展了针灸临床脉诊范围，形成了一套独具特色的脉诊体系。针对目前针灸临床忽视脉诊习弊，对跟随他学习的研究生和学术继承人，认真教授，严格要求，使每个人都能掌握脉诊知识。一贯主张辨病、辨证与辨经结合，认为三者相互渗透，融会贯通，才能达到针灸治病之效。如临证常对某种内脏疾病，通过四诊，运用脏腑辨证和疾病在经络上的若干证候的反映，来推断为某病，病在何经。并根据经络与疾病生理、病理关系，用针刺某经络上的输穴来治疗。二是提倡针药结合。针药结合是其医术的重要特色之一。中医治病之法，有针有灸有药饵，三者各有所长。正如《灵枢·官能》所说："针所不为，灸之所宜。"针灸属外治法，着重于疏通经络、调和气血；药物属内治法，长于协调脏腑、扶正祛邪。临证之际，须在辨证论治原则指导下，或针，或灸，或药，或配合治疗，可扬长避短，广开治路。王教授精于针灸，工于汤药，善于针药并用。他常说："针、灸、药三者相兼而得，可利用中药、针灸各自优势，以'汤药攻其内，针灸攻其外'。"根据病情需要，以针灸、拔火罐为主要治疗手段，兼用汤药，丸散膏剂等多种治疗方法，主张"理宜精，法宜巧"，刺罐结合，针药并用，辨证精当，疗效卓著。广泛应用于治疗肺系疾患、中风后遗症、冠心病、面瘫、颈椎病、强直性脊柱炎、类风湿性关节炎、腰椎间盘突出症、盆腔炎等各科疾病。三是穴位注射，讲求补泻。通过长期临床研究，运用穴位注射治疗支气管扩张，急、慢性支气管炎，过敏性哮喘，疗效良好。穴位注射可根据不同疾病、不同体质、不同病情阶段，按照穴位的不同治疗作用，选用不同药理性能的药物。并将穴位注射疗法扩展应用到对慢性肾炎、肾病综合征、肾性高血压、前列腺炎、肺癌等疾患的治疗中。对药物的选择、穴位的选取和操作手法做了深入研究。受高老的教诲，王教授也经常对他的学生说："不要排斥现代医学知识，应该结合中西医精华，治病救人，不要拘泥于学科门户之见，要善于继承发扬。首先是要继承，在继承的基础上才能创新，才能发展。"寥寥数言，足见一代名家的学术风范。

三、林咸明

林咸明，男，浙江省台州市三门县人，教授，主任中医师，博士生导师，中医内科学博士，浙江省名中医。1991年拜入师门成为导师高镇五教授针灸学专业硕士研究生，毕业后就职于浙江中医学院针灸推拿系，针灸推拿系后随大学更名为针灸推拿学院，针灸推拿医院合一兼并，进入浙江中医药大学第三临床医学院、附属第三医院（浙江省中山医院）工作，历任医院科教科长、副院长，现任浙江中医药大学教务处副处长。浙江省中医药针灸脑病学重点学科带头人，国家中医药重点学科（针灸学）后备学科带头人。兼任中国针灸学会针灸治未病分会副主任委员、中国针灸学会针灸教育分会副主任委员、中华中医药学会络病分会常委、浙江省中医药学会络病分会副主任委员、浙江省中医药学会经典传承与研究分会副主任委员、浙江省针灸学会经络养生专业委员会主任委员、浙江省中医药学会理事。

在科研学术方面，秉承导师高镇五教授尊经典、重手法的学术思想，主要围绕针灸治疗脑血管病、脑退行性病变相关认知情感障碍开展临床及基础研究。在电针促血脑屏障开放诱导神经生长因子入脑的效应与机制研究方面，主要开展特定频率电针促血脑屏障开放并诱导神经生长因子入脑的时间窗效应及其机制研究，目前主持关于该研究的国家自然科学基金项目2项、浙江省自然科学基金项目1项，该方向研究成果可望为临床针药结合治疗中风后遗症和中枢神经退行性疾病诸如血管性痴呆、运动神经元病等的治疗取得一些新的突破。在高老对"刺之微，在速迟"理论创新发挥的启发下，针灸临床重视调神守神，发挥高氏"速迟刺法"在针刺临床行手法补泻之优势，对内科病的治疗用穴少精，手法轻快。临床针对颈腰部疾病针灸治疗短期疗效明显、远期易复发的特点，结合颈腰椎解剖结构的连贯性和相互影响，提出"颈腰同治"理念治疗颈腰部疾病，提高了各型颈椎病、腰椎间盘突出症、慢性腰肌劳损等疾病的远期疗效。基于"神乱则气血逆乱"的理论，提出"调神针法"，选用耳穴神门、心、肺，以及安眠、神门、足三里治疗顽固性失眠、偏头痛、焦虑症、慢性荨麻疹等疾病，临床取得了明显的效果。

目前已主持国家自然科学基金项目2项，国家"973计划"项目分课题1项，浙江省自然科学基金项目1项，浙江省中医药科技计划重点项目1项，参与国家中医药管理局"十一五"和"十二五"中医药重点学科建设、浙江省科技创新团队项目建设；已在国内外核心期刊发表学术论文80余篇，其中SCI收录2篇。担任全国中医药高等教育"十二五"行业规划教材《针灸治疗学》副主编，出版《老年中医保健师实务培训》（第二主编）、《老年中医康复保健》（副主编）、《浙江针灸名家临证录》（副主编）、《常用针灸100穴》（副主编）。2009年获"浙江省中青年临床名中医"称号；2012年入选为国家中医药管理局"第三批全国优秀中医临床人才研修项目"培养对象，通过三年理论培训及全国名师临诊学习，参加国家中医药管理局组织的理论结业和临床实践考核，2016年获"第三批全国优秀中医临床人才"称号；2018年12月获"浙江省名中医"称号。先后作为主要参与人获得浙江省科技进步奖二等奖1项、三等奖2项，作为第一完成人获浙江省中医药科学技术奖二等奖1项、三等奖1项。积极致力于针灸学术传承与人才培养，至2019年已培养硕博士研究生35名，博士后1名，师承人员5名，其中部分学生已成为高校、医院的业务骨干。

林咸明教授的调神针法是临床特色指导思想，林教授在长期临床实践中不断钻研，总结出调神针法的治疗原则：调脑神为先，元神和则阴阳和，阴阳和则气血和，气血和则营卫和，营卫调和，脏腑经络气血通调，则疾病自愈，故调脑神可治疾。主要通过针刺头枕部穴位调脑神，配合耳针和体针的"安神六穴"，开"四关穴"等，从而全方位调节脑神，调阴阳以安神。

1. 选用头枕部穴

《灵枢·大惑论》说："五脏六腑之精气，皆上注于目而为之精，……而与脉并为系，上属于脑，后出于项中。"《灵枢·海论》曰："脑为髓之海，其输上在于其盖，下在风府。"故调脑神，林教授必取枕项部风府、天柱、安眠等穴，风府是统领风穴的衙府，督脉、阳维脉、足太阴经交汇于此，上行入脑内通于脑，具有散风、祛风、息风、醒脑开窍安神的功效。天柱为膀胱经入脑之处，安眠穴为治疗失眠的有效经验穴位，皆有显著的健脑养神、安神守志、平肝理气之功效。天柱穴具有养血疏风、清利头目、通络止痛之功。古人云："头气有街""气在头者，止之于脑"。针刺这些穴位直接作用于头部，可改善脑血液循环，脑窍得血濡养则神安。林教授强调所针之处必须得气，枕项部穴位得气后即出针，之后取仰卧位以便其他穴位留针治疗。针对顽固性失眠，林教授常配合督脉头部穴，常用百会。因头部为"三阳五会"，为头部气街所注之处，既能开窍安神，又能益髓健脑，百会穴别名三阳五会、天满、巅上，是督脉与足太阳经之会，位居巅顶部，其深处即脑之所在，为督脉经穴，督脉又归属于脑。杨上善注说"胃流津液渗入骨空，变而为髓，头中最多，故为海也……其气上输脑盖百会穴……"。可见，百会穴与脑密切联系，现代研究表明该穴对大脑皮质中枢生物电活动有良好的调节作用，使患者脑组织含氧及血流量明显增多，针刺后改善了脑组织氧合血红蛋白饱和度及血流量，从而有提高患者记忆力和日常行为能力的作用，是调节大脑功能的要穴，为诸阳之会、百脉之宗、百脉之会，贯达全身，头百会穴性属阳，又于阳中寓阴，故能通达阴阳脉络，连贯周身经穴，调节机体的阴阳平衡，因此百会穴是气机转输的部位，能使脑部经气聚集，从而调气宁心、安定脑神。

2. 擅用"安神六穴"

林教授尤其擅于运用"安神六穴"，其由耳穴心、肺、神门，体穴迎香、神门、足三里共6个穴位组成。耳穴心，心主神志，有养心安神、通经活络、调和营血之功；耳穴肺，肺主气，有调肺气、开窍之功；耳穴神门有镇静安神止痛之功；迎香归属手阳明大肠经，可通利肺气，开窍通络，缓解焦虑，与耳穴肺相配，重在宣通肺气、开窍，如此则患者气机通畅，神志安逸，本穴接受胃经供给的气血，与胃经相邻，大肠经上行的阳气在此交于胃经，而胃经的下行浊气则在此交于大肠经，气机出入调和则神安；神门穴是心经体表腧穴，体内经脉的气血物质由此交于心经，本穴因有地部孔隙与心经体内经脉相通，气血物质为心经体内经脉的外传之气，其气性同心经气血之本性，为人之神气；足三里有补益气血、和胃降逆之功，寓"胃不和则卧不安"之意，现代研究认为针刺足三里，可使胃肠蠕动有力而规律，并能提高多种消化酶的活力，增进食欲，帮助消化；在神经系统方面，可促进脑细胞功能的恢复，提高大脑皮质细胞的工作能力；在循环系统、血液系统方面，可以改善心功能，调节心律，增加红细胞、白细胞、血红蛋白和血糖量；在内分泌系统方面，对垂体-肾上腺皮质系统功能也有双向性良性调节作用，故足三里健脾胃，补气血以养心气，如此则心神宁，而"心为五脏六腑之大主"，心神宁则五脏六腑皆宁。

3. 擅用"四关"穴

双侧合谷、太冲合称"四关穴"。合谷为手阳明大肠经原穴，阳明为多气多血之经，本穴具有调和气血、通经活络、行气开窍、疏风解表、清热、通调肠胃、镇静安神之功，又为大肠经原穴，有清热解表之效。太冲为足厥阴肝经原穴，属阴主血，重浊下行。"四关穴"之合谷、太冲能通畅人之三焦原气而发挥其调整脏腑经络气血的作用，二穴相配，一阴（太冲）一阳（合谷），一气（太冲）一血（合谷），一脏一腑，一升一降，是一组阴阳相配、上下相配、气血同调、阴阳同调的调和营卫针灸处方，可充分调和阴阳气血。阴阳和则气血和，气血和则心神脑神调和。所以林教授取"四关穴"，能镇静安神、调和阴阳，以达"阴阳已通"之效。

4. 重视泻心、肝、胃之火

林教授认为，火邪扰神是关键病理环节。故对由火邪引起的疾病如不寐，治以泻火安神，一旦妄动之火得降，则脑神宁而夜寐安。心火亢盛，烦乱内热者，配双侧神门和耳穴心，以调心经经气，宁心安神，配迎香和耳穴肺可调气机而安神；肝火上炎，脾气急躁者，加太冲，太冲具舒肝理气、活血、通调三焦气机之功，滞重水湿降归而不能使肝经气血上行，肝气犯胃或胃中宿食而胀闷不得卧者，常配足三里、太冲等，足三里具有和胃健脾、消食利水之功，与太冲相配疏肝理气、消痞胀满作用更甚；伴大便干结，腹中胀满者，除太冲和足三里外，可配合谷，天地交合之际，升降清浊之枢纽，沟通人体气机上下，主升降沉浮而降胃火。

5. 佐以心理疏导身心调护

病情反复发作的人可表现为心情抑郁、紧张、易激惹、焦虑等。林教授对患者循循善诱，耐心开导，鼓励患者怡情养性，从事愉快的活动或工作，使患者树立良好的心态，从心理上根除疾病。林教授以此调神针法进行治疗，每获良效。

四、杨丹红

杨丹红，女，教授，主任中医师，硕士生导师。1985年毕业于浙江中医学院中医本科，1988年毕业于浙江中医学院针灸推拿系，获硕士学位。2012年入选为国家中医药管理局"第三批优秀中医临床人才研修项目"培养对象，通过三年的理论培训和全国名医临诊学习，2016年获"第三批全国优秀中医临床人才"称号。多年来一直从事中医针灸的临床、教学和科研工作。主讲针灸学、经络腧穴学、刺法灸法学、针灸治疗学等针灸专业基础和临床课程。曾任浙江中医药大学附属第三医院针灸科副主任，现任浙江省针灸学会经络腧穴分会副主任委员、浙江省中医药学会外治分会副主任委员、浙江省针灸学会理事。已在国内外核心期刊发表学术论文20余篇。主编和参编《针灸治疗疑难病症的现代研究》《针灸经络穴位速记手册》《刺法灸法学》《中医针灸妇科学》《针灸学》等学术专著和教材多部。目前指导针灸推拿学专业研究生5名。

在科研学术方面，秉承导师高镇五教授尊经典、重手法学术思想，主要围绕针灸治疗妇科相关疾病开展临床及基础研究工作。在高老强调"一针二灸三服药"理论指导下，结合"针所不为，灸之所宜"，临床上对采用针灸结合治疗女性慢性盆腔炎、子宫内膜异位症等疾病有较深入的研究。在高老师"刺之微，在速迟"理论思想影响下，以及"补泻无过其度""凡刺之真，必先治神"的理论指导下，针灸临床强调治神贯穿针刺操作全过程，手法上在辨证论治基础下行补泻治疗，在临床疾病的治疗中强调用穴少精，辨证施术。另在高老师言传身教的临床治疗中重视因时制宜、因地制宜。基于中西医学中脑-肾-冲任-胞宫轴与中枢-下丘脑-垂体-卵巢轴相应，通过多年临床实践，根据目前应用较为成熟的中、西药物人工周期疗法，提出针灸治疗妇科疾病也应根据卵巢周期变化进行选穴，开展针灸人工周期疗法，简称针灸调周法。在临床治疗中采取针灸调周法治疗多囊卵巢综合征、卵巢功能早衰、乳腺增生等妇科疾病取得了明显的疗效，目前将针灸调周法应用于辅助生殖技术，疗效满意，积累了一定的经验。

　　临床擅长运用传统针灸和中药治疗，结合穴位埋线、穴位贴敷、灸疗等疗法治疗更年期综合征、慢性盆腔炎、卵巢早衰、乳腺增生，并对面瘫、顽固性失眠、帕金森病及荨麻疹、痤疮等常见病和疑难病有丰富的临床经验。尤其在针灸调周法治疗多囊卵巢综合征、乳腺增生、不孕症、慢性盆腔炎、子宫内膜异位症等妇科疾病方面已具备一定的理论基础和临床施治规范，临床疗效优势明显。杨教授随月经周期调节乳房气血阴阳的针刺方法在临床上疗效显著，在前人的研究基础上，结合自己多年的临床经验，把针刺和调周法联合起来治疗与月经密切相关的妇科疾病，治疗乳腺增生多例，并取得了显著疗效。根据针刺可调节内分泌系统和免疫系统的作用和操作安全、价廉、无副作用的特点，及月经周期各阶段的生理特性，总结出通过用针刺法按月经各周期特点调节肾气-天癸-冲任-胞宫轴，达到散结化滞、疏肝理气、补肾助阳等功效，不仅能缓解疼痛，使肿块变小或消失，还能调节月经周期及经量，在一定程度上减少了癌变的概率，为女性带来福音。在针灸治疗妇科疾病方面有着丰富的临床经验，特别是在治疗早发性卵巢功能不全及其所引起的不孕症方面经验独到。在现代社会环境下，女性充当的社会角色越来越重要，有着越来越多的社会责任，自然所承受的压力也越大。因此，在女性当中，特别是处于育龄期的女性，早发性卵巢功能不全的发病率呈逐年上升的趋势，其临床症状严重降低了患者的生活质量，其导致的不孕症更严重影响其家庭生活的稳定性。杨丹红教授根据多年的临床经验，总结出早发性卵巢功能不全的发生与肾、肝、脾等脏器的功能正常与否密切相关，而冲任失调是致病的中心环节，治疗上以补肾培元、疏肝健脾为根本，调理冲任为主要原则，根据患者实际病情兼以祛痰化湿、温阳益气、行气活血、养心安神等，再根据患者月经周期的不同阶段及该病在临床表现的多样性和进展性，在治疗上强调分期诊治，辨证选穴，因人而异地采用与其相适应的针刺方法。此诊治经验在临床上行之有效，给临床治疗提供了新的思路。经过数十年临床实践探索，杨丹红教授运用针灸人工周期疗法治疗多囊卵巢综合征，取得良好疗效。在多年临床经验中，杨丹红教授总结出针刺调周法，即顺应月经周期，连续使用相应的针灸治疗方法，通过选取冲、任、督、带脉的穴位针刺，以疏通经气，调节恢复人体气血脏腑的功能，周而复始，序贯治疗，以治疗患者的月经病为主，兼治体胖、多毛等并发症，在治愈主病的过程中渐渐摸索出针刺调周的中医治疗方法。中药人工周期疗法是根据月经周期中阴阳气血消长变化的规律，结合中医症候与月经的病理改变，在月经周期的不同阶段分期用药，调整脏腑阴阳以调经的一种治法。基于中西医学中脑-肾-冲任-胞宫轴与中枢-下丘脑-垂体-卵巢轴相应，杨丹红教授根据目前应用较为成熟的中、西药物人工周期疗法，提出针灸治疗月经也应根据卵巢的周期变化进行选穴，开展针灸人工周期疗法。如行经期即月经期，气血以下行为顺，经血以畅为宜，此期治法以养血活血、通经行气为主，穴位可用地机、血海、中极、太冲、三阴交。经后期以滋肾、养血、调冲任为主，兼顾肾气，使肾阴充盛，天癸按期而至，可选用关元、肾俞、太溪、三阴交。经净后至排卵期前多囊卵巢综合征患者卵泡募集数量较多，多个发育不全的小卵泡停留在各阶段或提前闭锁，形成多囊性卵巢形态。故排卵期前后无论是肾阴虚还是肾阳虚，都将因虚致瘀，阻碍卵子排出。故经间期在滋养肾阴的基础上，温肾助阳，行气活血，促进阴阳转化，穴位以气海、关元、肾俞、命门为宜，并适时运用温针灸或温和灸，以补肾促排卵。排卵后至经行前此期阳长阴消，经历12～14日，其阳长至重，故须使气血充盈、肾气健旺，穴位可用关元、肾俞、足三里、三阴交、膈俞，以补肾助阳、健脾养血。上述针灸人工周期疗法在促进卵泡发育成熟、促排卵、改善黄体功能等方面具有较好的效果。

五、连维真

连维真，男，1961年生，汉族，福建省仙游县人。副教授，1987年有幸成为高镇五教授门生，攻读针灸学硕士研究生，1989年毕业后就职于福建中医学院针灸系，1997年"双破"晋升副教授，同年转入福建省第二人民医院工作至今，专注于肝病和恶性肿瘤的临床研究。

在高镇五教授的指导下，创用蒸馏水穴位注射治疗病毒性肝炎，取得较好临床疗效，在此基础上，秉承导师的"一针二灸三用药"的学术主张，1993年起公开倡导"中医"不仅是传统医学，也是中国医学，并用于指导临床实践。形成了一套"手术、消融、中药、水针"治疗肝癌的中国医学解决方案，取得较好临床疗效，有大量被确诊病例，经过持续的治疗高质量地生存了十几或二十几年，最长的达22年，至今健在。门诊量始终为全院之首。注册有长乐维真中医肿瘤研究有限公司。1992年5月起在福建省第二人民医院设立肝病专科，至今已接诊肝病患者6万多人次，很受欢迎。承担两项省级科研课题，其中一项成果为国家知识产权局公布专利，发表41篇学术论文，主张利胆驱邪以清除乙肝病毒于体外，认为重建乙肝病毒携带者的机体免疫将使清除免疫耐受成为可能。1991年获福建省首届中青年中医优秀科技奖，1996年获福建中医学院优秀教学成果二等奖，1996年被福建中医学院评为优秀教师，1997年被福建中医学院评为中青年优秀骨干教师。为福建省中西医结合肝病委员会委员。目前正着力于肝癌介入后副反应的中医药防治及带瘤生存的中医药治疗的临床研究。连教授主张用利胆以驱除乙型肝炎病毒（HBV）于体外的方法治疗HBsAg携带者。正如《黄帝内经》所云："正气存内，邪不可干""邪之所凑，其气必虚"。连教授认为邪气是否侵袭人体，与其正气虚否密切相关，但并非完全如此，如疫病之染人。而今之HBV侵袭人体与其正气虚否密切相关，虽未见鲜明观点，却已有人认为HBV与疫毒相似，则寓意其中。HBV可通过各种体液排至体外，尽管正气存内，感染仍可通过伤口或皮肤划痕污染而实现，黏膜暴露于被感染的血液也可受感染，然而HBV侵袭人体之后其发展转归却与人体正气强弱休戚相关，人体感染HBV后，正气存内，机体免疫功能正常，出现免疫反应，邪正相争，正胜邪却，将HBV清除；若正气虚弱，免疫应答低下，致使HBV在人体长期持续存在，形成HBV携带现象，机体对HBV产生不同程度的免疫耐受，为此，治疗HBV携带者成为疑难问题。1988年2月起，连教授采用穴位注射蒸馏水治疗甲型肝炎、慢性乙型肝炎、甲型乙型肝炎病毒重叠感染、HBV携带者，取得较好疗效。其主穴均为阳陵泉、足三里。阳陵泉乃足少阳胆经合穴，合治内府，着重利胆，同时通过B超观察穴位注射前后的胆囊动态变化，结果显示穴位注射后胆囊明显扩张，随后明显收缩，推测是胆汁分泌增加，胆囊收缩力增强，从而促使邪毒排泄。从古至今，治疗肝病垂青大黄，其功效之一是通下利胆，与西医硫酸镁之通便利胆有其相似之处。分析现有的中医药治疗乙型肝炎的临床报道，可以看出利胆的治法、方药占有较大比例，这些皆是利胆驱除HBV于体外的方法，只是未加阐明而已。综上所述，连教授认为利胆以驱除HBV于体外的方法治疗HBV携带者，具有一定的学术价值。连教授浅议刺井穴以祛邪，临证用针，收功之际常用三棱针在相应井穴点刺放血，冀以驱邪，其效宛如画龙点睛。例如，取条口透承山针治肩凝，留针30分钟后出针，复辨经刺井：痛在前者取手阳明经之井穴商阳，痛在后者取手太阳经之井穴少泽，痛在外者取手少阳经之井穴中冲。可令当夜痛楚减轻，与未刺井穴者两两相比，效则迥然。连教授认为以中药驱邪有汗吐下三法，针灸除此之外，尤可令邪气从穴位而出。如外伤，刺络拔罐以驱痰血之邪；邪从背俞内入脏腑者，针刺拔罐从阳引阴以驱六淫之邪；针刺时，先深后浅，摇大针孔等，皆为驱邪而设。然刺井尤驱邪，取少商泻肺热之邪以治乳蛾，选厉兑清胃火之邪以治牙龈肿痛，点刺十二井穴驱寒湿之邪以治淋雨涉水之痹证，等等，期可证。因井穴位于四肢末端，经气自此由浅入深，由小渐大。驱邪当由深而浅，从井而出。再者，井穴乃阴阳交接之处，病邪由表入里，从三阳经转入三阴经，此为必由之里。如此悟之，刺井以驱邪之论益明益白。连教授在论巨刺与中风后遗症时，认为巨刺用于中风古今多有偏颇。如《玉龙经》言："中风半身不遂，先于无病手足针，宜补不宜泻，次针其病手足，宜泻不宜补。合谷、手三里、曲池、肩井、环跳、血海、阴陵泉、阳陵泉、足三里、绝骨、昆仑。"与现代的补健侧泻患侧是一致的，但也有泻健侧、补患侧的，同时还有先后之别，更有交替使用的。实际上，皆受王冰注释的影响，左肢体有病，刺右肢体；右肢体有病，刺左肢体；尔后结合左右阴阳虚实，以补虚泻实，调和阴阳平衡。虽说取得一定疗效，但这并非《黄帝内经》的本义。连教授认为《黄帝内经》"巨刺"的本义，是取病变表现于右侧或左侧肢体的穴位，治疗相关的左侧或右侧的脑部病变，主中经络、中脏腑和中风后遗症。巨刺治中风后遗症，取患侧腕踝关节以下穴位为主，补患侧手、足少阳经穴，泻健侧手、足少阳经穴，借助少阳升发之气，促使脑细胞代偿、再生，同时主张在中脏腑急性发作期即予巨刺，以利早日康复。连教授善于发掘问题，思考问题，从而总结出一系列实用的临床经验，给众多医生提供了诊疗思路。

六、吴美倩

吴美倩，女，浙江省义乌市人，主任中医师，浙江省中青年临床名中医。1983年考入浙江中医学院首届针灸班，毕业后分配到浙江省金华市中心医院针灸科工作，1989年重入高镇五导师门下，攻读针灸学硕士，毕业后就职于浙江省中医药研究院针灸研究室、自然疗法研究室。2002年5月至2004

浙江中医临床名家·高镇五

年6月在纳米比亚援非医疗队工作，回国后任职于浙江省立同德医院（浙江省中医药研究院附属医院）针灸科。2013年因身体原因转中医内科工作。历任针灸科副主任、第二门诊部副主任，现任治未病中心副主任（主持工作），兼任浙江省中医药学会丹溪学派研究分会第一届委员会常务委员，浙江省中医药学会中医经典与传承研究分会第二届委员会委员。

秉承高镇五导师严谨的治学态度，"一针二灸三服药""气至而有效"的学术思想，在临床上重视针刺手法及得气针感，针灸并重、针药并用治疗针灸科临床常见病多发病，取得满意的疗效，深受患者的好评，近年以中药内服为主，配合针灸，专注于睡眠障碍的临床研究。从事中医临床教学科研工作30年，擅长中医中药及针药结合诊治消化系统疾病，如慢性浅表性胃炎、萎缩性胃炎伴肠化、癌前病变、反流性食管炎、胃十二指肠溃疡、功能性消化不良、肠易激综合征、溃疡性结肠炎、克罗恩病、便秘，以及消化道恶性肿瘤（如胃癌、肠癌等）术后及放化疗后调理康复。对睡眠障碍（失眠早醒等）、糖尿病调理、月经病、更年期综合征、疲劳亚健康等也有深入的研究，并擅长中医养生保健。吴教授对针灸科常见疾病也做了许多研究，并总结探讨其机理。如在总结针刺对小儿脑瘫的疗效并探讨其机理中，收集脑瘫患儿资料195例，患儿年龄为3个月～11岁，分为观察组119例和对照组76例。观察组予针刺、药物治疗及功能康复锻炼；对照组不予针刺，其余相同，并对部分患儿进行了血流流变学和脑SPECT检查。结果观察组有效率为73.95%，对照组为58.24%（标准化后），差别有统计学意义；而且年龄、治疗时间和脑瘫类型不同对疗效有影响。血液流变学和脑SPECT检查结果也支持针刺对本病的治疗作用。提示脑瘫应早期诊断，早期治疗。从现代系统论观点出发，针刺通过神经调节和体液调节作用于中枢神经和血液循环等系统，改善了患儿脑部病灶的血供和营养，促进了脑瘫尤其是痉挛型患儿的康复。还进行了观察针灸齐刺法治疗急性腰棘上棘间韧带损伤的临床疗效的研究。方法为治疗组109例采用针灸齐刺法治疗，对照组50例口服消炎镇痛药双氯芬酸钠缓释片治疗。两组资料具有可比性，疗程均为7天。结果治疗组治愈率为77.1%，显效率为96.3%，对照组分别为30.0%、82.0%。两组比较差异均有非常显著性意义。结论为针灸齐刺法治疗急性腰棘上棘间韧带损伤临床疗效肯定。在谈到分期针刺治疗周围性面瘫中，认为针灸治疗周围性面瘫疗效肯定，但针灸治疗时机、取穴及针刺手法等问题，多年来临床医师都有不同意见，西医界及针灸界一些临床医师不主张早期局部针刺治疗，而很多针灸医师认为只要方法得当，早期完全可以针刺治疗。吴教授也认为早期可以针刺治疗，并在不同病期采用不同的针刺方法治疗周围性面瘫，取得了较好的疗效。临床将周围性面瘫分为3期，发病1～7天为急性期，发病8～15天为静止期，发病15天以上为恢复期。不同的病期采用不同的针刺方法。吴教授还在同神经节段取穴治疗腰椎间盘突出症临床观察中，寻找治疗腰椎间盘突出症的有效疗法。方法是将116例腰椎间盘突出症患者随机分成治疗组（66例）与对照组（50例）。分别采用同神经节段取穴法与常规取穴法进行治疗，观察2个疗程与3个疗程后的临床疗效。结果显示治疗组2个疗程愈显率与3个疗程治愈率分别为90.9%、74.2%，显著优于对照组的66.0%、32.0%，其差异均有非常显著性意义，结论为同神经节段取穴法是治疗腰椎间盘突出症的有效疗法。在观察上风府穴温针的治疗方法对颈性眩晕患者的临床疗效时，采用多中心随机分组的方法，将符合标准的颈性眩晕患者222例分成两组，各111例，治疗组采用上风府穴温针为主的方法治疗，对照组采用常规针灸方法，即颈部夹脊穴温针法。治疗前及治疗1个疗程后分别对两组患者症状及功能进行评估、比较。结果治疗组总有效率为94.59%，显效率为71.17%；对照组总有效率为67.57%，显效率为31.53%。两组间比较有统计学意义。结论为上风府穴温针为主治疗颈性眩晕与常规针灸方法比较，疗效更为理想。

七、江克文

江克文，男，汉族，1967年8月生，安徽歙县人，主任医师，博士生导师，儿科学博士，浙江省"151"人才工程第三层次人才。1990年拜入师门成为导师高镇五教授针灸学专业硕士研究生，毕业后于浙江医科大学附属儿童医院康复科工作，于2001年攻读浙江大学医学院儿科学博士，毕业后入浙江大学医学院附属儿童医院神经内科工作。历任医院实验中心副主任、科教科科长、重点实验室副主任，现任生物样本库中心副主任。2006年12月至2009年1月，在美国斯坦福大学做访问副教授（浙江大学"新星计划"首批资助对象）。2010年6月至2011年1月，在美国印第安纳大学做高级访问学者。

目前已主持国家自然科学基金面上项目4项，国家重点研发计划子项目1项，浙江省自然科学基金杰出青年团队项目1项，浙江省科技厅"钱江人才"项目1项，参与国家"十一五"和"十二五"重点学科、重点专科及浙江省"十二五"重大儿童疾病诊治适宜技术转化工程等项目建设；已在国内外核心期刊发表学术论文60余篇，其中SCI收录40篇。曾担任浙江省神经科学协会理事，现任中华医学会儿科学分会脑科学委员会副主任委员、浙江省医学会儿科分会小儿神经学组委员。科研学术方面，秉承导师高镇五教授严谨治学的思想，主要围绕癫痫及脑缺血损伤的发病机制和防治策略进行了一系列的临床与基础研究。先后对ATP-敏感钾通道、星形胶质细胞电导、GABA电导、兴奋性自体突触等在癫痫发病中的作用和机制进行了一定的深入研究，在学术及理论方面取得了一些新的突破。在高老师针刺理论的指导下也开展了一些针刺疗法取效机制的探讨。

擅长诊治儿科常见病和多发病，特别是小儿神经科常见病、多发病的诊断符合率高，参与抢救危重病人、解决疑难病症，如小儿精神发育迟缓、小儿注意缺陷障碍、小儿癫痫、小儿急性偏瘫、小儿偏头痛、小儿抽动秽语综合征、小儿抽动症、小儿肌阵挛性癫痫、小儿脑性瘫痪等。研究方向为小儿癫痫、脑缺血损伤等神经疾病的临床与基础研究，以及神经网络的调控与脑功能。基础研究有癫痫发病机制、脑损伤修复、神经元间的信息传递、神经元-胶质细胞间相互作用、神经-肌肉接头信息传递调控机制。江教授研究小组的长远目标是通过研究参与维持和调节神经兴奋性的分子、细胞、环路机制，探索防治小儿神经系统疾病如癫痫、脑缺血损伤等的新靶点，提供新的治疗策略。为实现目标，他应用了多种分子、细胞及神经环路水平的技术，包括激光共聚焦免疫组化、膜片钳、基因干扰、光遗传学、形态学及分子生物学等技术。江教授早期研究多以针灸疗法为主，如用A型肉毒杆菌毒素（BTX-A）结合针灸推拿治疗痉挛型脑性瘫痪患儿的临床观察，由于BTX-A注入肌肉3～6个月后，神经发出新芽，形成新的终板并保持其原有特性，可使肌肉再次发生痉挛，所以单次BTX-A注射有效解除患儿的肌肉痉挛及矫治功能性畸形的时效有限，只能作为SCP综合康复治疗的辅助手段之一。在BTX-A的有效时限内，江教授结合中医针灸推拿疗法，目的是刺激患儿神经系统产生应答反应，建立正常的运动模式，逐步恢复肢体运动功能。同时推拿按摩手法也可减轻肌痉挛，协调伸肌、屈肌张力的平衡，加强拮抗肌主动运动的功能。实验结果表明BTX-A痉挛肌肉局部注射联合针灸推拿疗法较单纯应用BTX-A肌肉注射或针灸推拿方法疗效更佳，显著降低肌张力及改善肌挛缩情况，增加关节活动范围及改善步态。但由于病例选择的局限性，综合组的样本数有所欠缺，大样本的研究有待今后进一步开展。之后江教授开启了研究脑疾病发病机制之旅，探讨了ATP敏感钾通道（K-ATP）开放剂二氮嗪对新生大鼠缺氧缺血性脑损伤（HIBI）后皮质和海马μ-calpain活化、c-Fos和c-Jun蛋白（c-Fos，c-Jun）表达的影响。方法是采用新生7日龄SD大鼠复制HIBI模型，分别在缺氧缺血（HI）前、后侧脑室注射diazoxide 5μL（1g/L）。采用Western blot法检测皮质和海马HI后4hc-Fos和c-Jun蛋白条带的积分光度值（ID）及24hμ-calpain两个活性片段（76KD和80KD）的ID比值。结果HI对照组皮质和海马c-Fos和c-Jun的ID值显著高于正常对照组；HI前给药组显著低于HI对照组；HI后给药组也较HI对照组低，HI前、后给药均能抑制HI后μ-calpain的裂解，降低两个活性片段的比值。结论是K-ATP通道开放剂diazoxide可能通过降低c-Fos和c-Jun的表达、抑制μ-calpain的活化，起到对HIBI的拮抗及治疗作用。还探讨了新生大鼠缺氧缺血性脑损伤后脑内μ-calpain的活化、其他相关因子表达变化的时程及相互关系，进一步研究HIBD的发病机制。方法是HIBD模型采用改良的Rice法，应用Western blot法半定量测定缺氧缺血（HI）后0h、1h、2h、4h、12h和24h大脑皮质和海马μ-calpain、c-Fos、c-Jun、HSP70和HSP27的表达，蛋白浓度测定采用改良的Bradford法。结果新生鼠HI后μ-calpain裂解为76kDa和80kDa两个片段，两者比值在HI后显著提高，以海马更为明显，其中皮质在24h，海马在12h达到高峰。C-Fos在HI后2～12h海马显著高于皮质，24h海马却低于皮质；c-Jun则0～1h海马高于皮质，4h以后皮质均高于海马（其中12h差异无显著意义）。c-Fos和c-Jun在HI后呈上升趋势，无论皮质或海马均在2～4h达到高峰，以后渐下降，但24h仍高于正常对照组。与对照组相比，c-Fos在1h，2h，4h，12h和24h差异有显著意义；c-Jun在0h、1h、2h、4h、12h和24h差异有显著意义。HSP70在HI后0h皮质显著高于海马，1h海马显著高于皮质，4h后皮质又均高于海马；HSP27则HI后1～24h海马均显著高于皮质。江教授还进行了快速眼动睡眠剥夺后大鼠海马CB1受体表达及病理变化、癫痫诱发后CB1受体在睡眠剥夺大鼠海马的表达、神经发生在不同癫痫模型中的变化及其与癫痫发病的关系、神经胶质细胞K-ATP通道调控GJ偶联及其在癫痫发病中的作用、β-catenin通过α2NKA调控骨骼肌静息膜电位的作用及其机制研究、β-catenin通过α2NKA调节骨骼肌细胞的作用及其机制研究等一系列研究。

八、解光尧

解光尧，副教授，医学硕士，浙江中医药大学附属第三医院康复治疗室。1989年8月在浙江中医学院针灸推拿系针灸学专业就读，1992年7月获医学硕士学位。后留校工作至今，其间1998年4月至2000年6月，在卫生部援纳米比亚医疗队工作，2002年10月至2003年4月在中国康复研究中心作业疗法科和运动疗法科进修学习。现任北京康复医学会言语与听力分会副主任委员、浙江省康复医学会与康复治疗专业委员会会员、浙江省康复医学会中西医结合专业委员会委员。现阶段主要开展神经系统与骨关节疾病的中西医结合康复方面的研究，擅长中风、阿尔茨海默病、帕金森病、周围神经损伤、脊髓损伤、骨关节手术或关节置换术后等的功能康复。主持或参加浙江省自然科学基金、浙江省卫生健康委员会、浙江省中医药管理局等的科研课题6项，曾获浙江省中医药管理局科技创新一等奖、浙江省政府科技成果三等奖，发表相关论文多篇。

解教授认为康复医学的发展，特别是近年来早期康复和专科康复的发展，使得康复医学和治疗医学的关系更为密切。医疗时间上，康复医疗不再是临床医疗的延续，而应尽早和临床医疗同时进行；医疗空间与范围上，康复医学已深入传统临床医学的各专科领域，形成了如骨科康复学、神经康复学等专科康复学。长期以来将治疗医学称为临床医学，如今康复医学科已被确定为临床科室且康复医学与临床治疗医学关系日趋密切，因此探讨和了解康复医学与治疗医学的关系具有重要理论和现实意义。20世纪80年代以前，人们普遍认为康复是临床治疗的延续，是对治疗后的功能障碍进行康复。80年代以后，更多学者认识到康复应与临床紧密结合，相互渗透。二者的相互关系体现在临床实际工作之中，即从临床处理早期开始开展康复。如卒中患者，缺血患者第2天，出血患者1周后即可进行床边活动。近年来随着循证医学及循证康复医学的发展，越来越多的人已经认识到，必须开展早期康复才能达到理想的康复效果，康复不是临床治疗后的延续而是应与临床治疗紧密结合，只有这样才能达到理想的效果。虽是如此，但两者又是存在区别的两个不同的医学学科。解教授在康复治疗方面，也进行了许多临床试验研究，在针刺结合康复训练治疗中风后肩手综合征临床研究中，探讨针刺结合康复训练对偏瘫患者肩手综合征的疗效。将61例患者随机分为针康组（31例）和针刺组（30例），针康组采用针刺结合康复训练，针刺组只给予针刺治疗，两组疗程均为4周，观察其疗效。结果针康组在VAS评分、Fugl-Meyer运动功能评分及BI评分方面比针刺组均有明显提高，表明针刺结合康复训练对肩手综合征具有较好的疗效。解教授对平衡仪训练对踝关节骨折术后本体感觉康复的疗效进行了观察，训练选择及损伤类型本身都会影响踝关节的功能预后。踝关节骨折术后，患者常出现活动受限，踝关节不稳，无法完成中等强度以上运动等现象，这与踝关节周围本体感受器密切相关。因此，踝关节骨折术后的康复目的除了恢复关节活动度、增强肌力外，还需改善患者骨折侧的本体感觉功能，增强下肢协调功能，从而恢复患者良好的负重行走、运动能力。研究发现，平衡仪作为一种新的治疗方式对平衡功能障碍、本体感觉缺失的患者有较好的疗效。之后又进一步研究探讨PK252N平衡仪对踝关节骨折术后本体感觉功能恢复的康复疗效。解教授对穴位中频电刺激联合Kegel运动治疗脑卒中后尿失禁30例进行疗效观察，结果表明疗效显著。其选穴启发来源于众多古代经典医籍，《针灸资生经》言："气海者，盖人之元气所生也。"气海穴乃任脉经穴，生发阳气。关元穴出自《灵枢·寒热病》，属任脉，培补元气，主治中风脱证、肾虚气喘、遗尿，并有强壮作用。中极穴，为膀胱之募穴，又是任脉、足三阴经之会，可募集膀胱经水湿。会阴穴是用于治疗尿失禁的重要穴位之一，《针灸甲乙经》曰："任脉别络，侠督脉、冲脉之会""小便难，会阴主之"。但《流注指微赋》与《针灸聚英》均记载会阴穴禁针。基于以上各种因素综合考虑，解教授取上述四穴施中频电刺激以激发任脉经气，固摄肾气，增强膀胱气化，使水道通畅，且避免了会阴进针的危险。同时中频电刺激和Kegel运动均能兴奋盆底部肌群，增强其肌力。实验结果表明，穴位中频电刺激和Kegel运动均可以有效改善脑卒中后尿失禁，但两者联合运用起效更快。所以穴位中频电刺激联合Kegel运动治疗脑卒中后尿失禁疗效显著，且显效更快。解教授常对康复治疗方式提出自己的新观点、新方法，并加以实践，对国内康复医学的蓬勃发展起到了推动作用。

第三节　藏蓄阳和意最深

高镇五教授还教导我们后学新人：作为针推人，第一，要虚心尊师，勤奋好学，而且要不断地坚持学习。作为一名中医来讲，我们的服务对象是病人，生命是最可贵的，所以我们行医治病来不得半点马虎，因此要不断学习。高老行医50余年，每天看书学习，比如看诊以后，初诊看过的病号，回去后也会记病案并翻书查看相关资料，临床的症状和特殊情况如何治疗更好，跟踪和分析临床研究进展，及时调整治疗方案。针灸推拿是中医外治法的一种，所以作为针推人，首先要加强中医基础理论的学习，阴阳五行、四诊八纲、脏腑辨证等都要认真学习。第二，针灸医生要学会针灸中药两手抓。高老讲到以前做针灸的，内科都会做，内科都学习，国内有名的一些针灸医生，都是做内科很厉害的，并不是他们只会针灸不会内科。他们都是内科相当好，中药针灸要结合起来。高老希望我们也要这样结合起来，不要针灸专业的一定要用针灸医好病，不是这样的。针灸的目的是把病医好，不要分是学西医的或是学中医的，这个不要去管它。很多病西医诊断比较明确，中医诊断不出来的。不论是学针灸、内科还是西医，最重要的是把病看好，而不是非要局限于一种方法。所以仅知道穴位是不够的，要会诊断，要辨证取穴，还要关注其他领域的进展，要严谨，科学的问题来不得半点虚假和骄傲，只有在科学的崎岖小路上不断攀登的人，才有希望达到光辉的顶点。

高老对针灸科学生一些常见的疑惑也有自己的解答。

讲到医患关系时，高老说作为医务工作者，医患之间的矛盾是经常发生的，医生对患者的不细心治疗，导致患者的不信任，或者患者对医生的怀疑，造成医生没有更高的积极性给患者治疗，久而久之会激化矛盾，造成医患之间的不信任和反感。医患关系绝不是，也不等同于消费关系，从而医患关系的性质也绝不是消费关系。作为一般人际关系存在的医患关系有其特殊性，特别是特殊的道德要求。医患关系好不好直接关系到医院在患者心目中的形象，如果患者哪里不舒服了，医护人员可能会说"你再忍一忍"；比如患者想换个房间，在无法满足患者这一要求时，医护人员可能会直接说"没房间了，你坚持一下"。这样的回答，实际上是医护人员将自己与患者分割开来看问题了，这样的回答也往往会让患者觉得医护人员"不冷不热"，甚至"很冷漠"。医生与患者应该是一条"战壕"里的"战友"，他们的共同"敌人"是疾病。只有这样看待问题，医护人员在发现患者哪里不舒服后，才能感同身受地说出："那么，我们一起来解决问题，看看怎么能尽快使症状得到缓解。"对于患者换房间等要求，医护人员也会从患者的角度说出："我们再想想办法。"从"你"到"我们"的称谓转变，就是一种立场的体现。其实医生与患者之间，是"相互作用的"，也就是说，医生怎么对待患者，患者肯定也会怎么对待医生。所以为了更好地处理医生和患者之间的关系，医生一定要细心，耐心地给患者讲解和治疗，让患者消除对医生的不信任，为患者健康的身体做出更好的表现。高老认为很多事情都是患者教医生做的，比如有的东西都是患者跟医生讲这个药吃了之后好了，那个药吃了之后不行，患者告诉之后好的继续用，不好的就不用了。所以高老经常讲，我们医生看好病，要感谢患者，如果没有患者向医生反馈，没有患者相信医生，来找医生看病，医生怎么医得好患者。只有患者相信医生，不该吃的东西不吃，该打的针都打，很好地配合，这个病才能治好。所以医生看病，患者相信医生，配合医生，我们就要感谢患者，这样医患关系还有什么不好的。所以特别要注意，医生千万要尊重患者，凡是来看病，医生一定要报以亲和感谢的态度。

对于现在临床上电针使用多，手法使用少的现象，高老讲到自古以来，针灸就作为中医治病救人的主要方法之一，那时候还没有发明电针，只能靠针灸医生来进行手工的治疗。随着时代的进步，发明了电针疗法，依靠电刺激来进行针灸治病，在我国20世纪50年代的时候，电针疗法就已经被发明出来了，那时候在中医领域已经有了相当广泛的运用。由于电子技术和半导体材料的快速发展，中医领域也引进了这些高科技的成果。发展到现在，电针已经有很多的种类，电针疗法是在人体的腧穴刺入电针，人体内是有微弱的电流的，电针将电和针两种刺激结合起来，这样可以有效地控制刺激，电针疗法就是通过这一原理来进行治病的。高老认为用电针要看治的是什么病，不是什么病都用电针，比如心律失常等心系疾病或病人体质虚弱都不常用电针，电针比手法刺激要强，而且电针的感觉医生自己很难知道，手针医生自己会稍微有点感觉，电针大多数治疗痛证，对一般病人都有疗效，另外电针要调到病人舒适。至于电针的参数各人有各人的经验，比如用什么电针波形，刺激量多少。为什么原来没有电针后来发明了电针，其实电针也有其他的好处，针与电两种刺激相结合，可提高疗效。能比较正确地掌握刺激参数。代替手法运针，节省人力，比如如果病人比较多，每个人用手法时间是不够的，但病人的治疗时长一定要保证，做了电针时间定了，可以同时照顾更多的病人，这个是电针的好处，手法要都这样做太慢了，医生也累。所以电针和手法各有各的优势，各有所长，要尽其所用。

在教学方面，高老说作为老师要甘于奉献，要有老师的气度与胸怀，也许我们还不是名师、专家，却不能没有追求。我们选择了教育这份神圣的事业，就意味着你选择了坚守、执着和奉献，既然选择了，就应该义无反顾。在教育这片沃土上，有多少人默默耕耘，洒下了辛劳的汗水，他们有一分光就发一分热，将自己的青春、智慧全部奉献给了太阳底下最光辉的事业，依然无怨无悔。对学生既要付出大爱，也要有小爱，但无论如何都要付出足够的、正确的爱。时代在变，教育的对象在变，教育的环境在变，可是对教师的职业操守的要求却一直没有变，爱是教师对学生最基本的情怀。我们的主要职责是"教书育人"，简简单单的四个字，却涵盖了我们工作的全部，看着简单的四个字，要做好却不容易。平时在教学中既要考虑树立学生正确的人生价值观，也要考虑学生具体的情况；既要照顾班级整体学生的情绪，也要对个别学生特殊对待。总之如果一个老师不会正确地关爱学生，也就等同于不会"爱"，一个不会"爱学生"的老师根本不是一个好老师。老师虽然在一些方面知识比学生广且深，但仍不能忘记刻苦钻研，严谨笃学，总之打铁还需身板硬。高老认为老师的学识应该包括三个方面：广泛深厚的文化科学基础知识；扎实系统精深的专业学科知识；基本的教育科学知识和心理学常识。对于现代的年轻老师及高老许多同为教师的学生们，高老叮嘱，要与时俱进提高课堂效率，跟上互联网时代。现在已是互联网时代，老师要学会以下两点：一是教学创新，现在的教学手段必须丰富、形象与生动，否则根本调不起学生兴趣，同时要注重培育学生的主动精神，鼓励学生的创造性思维，引导学生在发掘兴趣和潜能的基础上全面发展；二是交流创新，在互联网时代，社会高速发展，学生思维方式已发生了一些质的变化，学生的人生观与价值观也变得非常复杂，这就需要我们老师能够跟上时代的大潮流，不要还墨守成规地去做学生思想工作，这是完全行不通的。高老讲到我们专业的教学时强调，中医学这个专业是比较特殊的，不仅要教学，还要将知识教会学生运用于临床，中医教学模式的特别之处就是教学一定要和临床结合起来。教师既要教学，又要从事临床工作，要把理论和实际紧密联系，把实际看病的东西，用的是什么，都拿出来。比如我们讲中医的，古代的一些中医的书，这些理论的书只讲理论，没有和实际的东西结合到一起，这样的理论临床不一定好用。要结合起来，既讲理论又讲疾病的实际治疗，这样紧密联系起来。高老说，他有两个心愿：

第一，把针灸治病的优势发扬光大。这是前人留下来的优秀文化遗产，把它发扬光大，可以造福更多人民。广泛培养学生，希望他们能像种子一样，在全国乃至全世界各地开花结果。

第二，希望学生们能在临床实践中，不断地学习提高自己，提高临床疗效，成为当代的针灸名医，乃至国医大师。

大 事 概 览

1927年2月，出生

1944～1947年，自家诊所实习、抄方跟诊

1947～1949年，就读于天津国医函授学院、苏州中国针灸学研究社

1959年8月，浙江中医学院建立，担任学院针灸教研组负责人

1961年，加入中国共产党

1974年12月，编写完成《针灸解剖学图谱》，由浙江人民出版社出版，获浙江省科学大会科技先进成果三等奖

1979年5月，中华中医学会第一次代表大会在北京召开，成立全国中医药学会及针灸学会（二级学会），被选为全国针灸学会第一届委员会委员

1980年，成为首批针灸硕士生导师；《针刺纠正心律失常106例临床观察》获浙江省科技进步四等奖

1982年，被任命为学院针灸专业筹备组组长，针灸专业负责人

1985年3月，当选为中国针灸学会第二届理事

1986年，当选为浙江省针灸学会副会长，浙江中医学院针灸推拿系主任，《针灸治疗心律失常220例临床观察》一文获浙江省卫生厅科技进步三等奖

80年代后期，作为副主编，参加拍摄《中国针灸学》系列录像教学片30集

1989年，获浙江省优秀论文二等奖，浙江省中医学院优秀教学成果特等奖、浙江省教委省级优秀教学成果二等奖

1990年，评定为教授

1992年，主持课题"针灸治疗冠心病、心功能不全、预防心肌梗塞的研

究"，获浙江省卫生厅医学科学技术进步三等奖

　　1995年，作为主编编写的《针灸学》教材，获浙江省教委优秀教材二等奖，浙江省中医学院一等奖

　　1997年，退休，时年七十岁